Die 50 besten Kalorienkiller

Irina Baumbach
Sven-David Müller

Die 50 besten Kalorienkiller

- Die wichtigsten Stoffwechsel-Turbos von A bis Z
- Abnehmtipps für jeden Tag

Weltbild

Genehmigte Lizenzausgabe 2009 für Verlagsgruppe Weltbild GmbH,
Steinerne Furt, 86167 Augsburg

Besuchen Sie uns im Internet
www.weltbild.de

Die Autoren

Die Ernährungswissenschaftlerin Irina Baumbach arbeitet bei der Gesellschaft für Ernährungsmedizin und Diätetik und hat sich für dieses Buch mit den aktuellen Studien zum Thema eingehend beschäftigt.
Der aus Presse, Funk und Fernsehen bekannte Diätassistent und Diabetesberater Sven-David Müller berichtet aus seiner langjährigen Erfahrung im Abbau von Übergewicht (www.svendavidmueller.de).

Weltbild Taschenbuch

Inhalt

Vorwort

Liebe Leserinnen und Leser,
Kalorienkiller sind mehr als einfach nur Fatburner. Sie helfen Ihnen bei gezieltem Einsatz, Ihren Organismus so zu beeinflussen, dass Ihre Traumfigur erreichbar wird. Mehr als die Hälfte der Menschen in Deutschland ist übergewichtig. Rund ein Drittel der Bevölkerung ist ständig »auf Diät«, und doch ändert sich am Gewicht nur wenig. Genauer gesagt steigt das Gewicht bei fast allen Übergewichtigen im Laufe der Jahre – trotz oder gerade wegen der Diäten – immer weiter an. Neben einer Ernährungsumstellung und der Förderung der Muskelarbeit gibt es eine Vielzahl von Substanzen und Maßnahmen, die Kalorien killen und damit beim Abnehmen helfen können. Wussten Sie zum Beispiel, dass das Trinken von kaltem Wasser den Kalorienverbrauch erhöht und dadurch den Fettgewebsabbau erleichtert?

Eigentlich ist es falsch zu sagen, dass Sie abnehmen möchten! Denn Muskulatur möchten Sie ja nicht abbauen, sondern Fettgewebe. Viele Diäten gehen darauf nicht ein, und bei der Durchführung werden in erster Linie Muskeln abgebaut. Das führt zu dem bekannten Jo-Jo-Effekt und macht dauerhaft immer dicker.

Wir haben für Sie die wissenschaftliche Fachliteratur durchforstet und ein Lexikon der Kalorienkiller zusammengestellt. Übergewicht ist mehr als ein Bilanzproblem zwischen Kalorienzufuhr und Kalorienverbrauch. Der Stoffwechsel hat vielfältige Funktionen, und so gibt es natürlich auch viele Möglichkeiten, auf den Stoffwechsel gezielt einzuwirken.

Einige der Kalorienkiller verbessern das Verhältnis zwischen Muskulatur und Fettgewebe. Sie machen also straff und attraktiv, ohne dass es zu einem deutlichen Verlust an Gewicht kommt. Aber das Fettgewebe nimmt proportional ab. Das funktioniert natürlich nur, wenn die Kalorienkiller durch eine gezielte Ernährungsweise und Muskelaktivität unterstützt werden.

Andere Kalorienkiller heizen dem Stoffwechsel gehörig ein. Sie sorgen also dafür, dass mehr Energie verbraucht wird. Wissenschaftliche Studien an anerkannten Forschungseinrichtungen beweisen eindeutig, dass beispielsweise scharfe Gewürze durch eine Erhöhung der Thermogenese – also der Wärmeproduktion – den Energiebedarf deutlich erhöhen. Gleiches gilt für bestimmte Fettsäuren. Vitamine und Mineralstoffe sind lebenswichtige Bestandteile der Nahrung. Häufig ist die Versorgung durch unausgewogene Ernährung jedoch kritisch und wird im Rahmen einer Diät noch schlechter. Da einige Vitamine und Mineralstoffe eine wichtige Rolle als Kalorienkiller spielen, sollten Sie sich um eine gute Versorgung mit diesen Wirkstoffen kümmern.

Wir wünschen Ihnen viel Erfolg bei der Umstellung Ihres Ernährungsverhaltens.

Ihre

Irina Baumbach & Sven-David Müller

Kalorienkiller helfen beim Abnehmen

Übergewicht ist keine Charakterschwäche, sondern wird durch Vererbung und Verhaltensmuster geprägt. Erreichen und halten Sie mit Hilfe der Kalorienkiller Ihr Wunschgewicht dauerhaft.

Die Evolution hat uns dick gemacht

Erst seit Mitte der 50er-Jahre des vergangenen Jahrhunderts ist das Ernährungsverhalten in Mitteleuropa von Überernährung geprägt, und das führt zu einer übergroßen Fettansammlung im Organismus. Die Fresswelle in den 50er-Jahren hat erstmals in der Menschheitsgeschichte für praktisch alle Bevölkerungsschichten in den Industrienationen die Möglichkeit mit sich gebracht, dass jedermann übergewichtig werden konnte. Fast 2 Millionen Jahre davor war der Stoffwechsel des Homo sapiens so getrimmt, dass möglichst jede überschüssige Kalorie in Form von Fett in den Fettzellen abgelagert wurde. Die Menschheitsgeschichte war von Hungersnöten geprägt. Darauf hat der menschliche Stoffwechsel reagiert, und darunter leiden wir heute in der Wohlstandsgesellschaft. Das Problem ist, dass die Evolution dazu geführt hat, dass Fettgewebe sehr leicht und besonders schnell aufgebaut, aber nur langsam abgebaut werden kann. Im Anschluss an eine Diät – die der menschliche Körper als Hungersnot deutet – ist das Hauptziel der Wiederaufbau von Fettmasse.

Noch vor weniger als 65 Jahren – also im Zweiten Weltkrieg – war es überlebensnotwendig, dass der Organismus bei Nahrungsmangel sofort auf Sparflamme schalten konnte. Sonst wären viele Menschen gestorben – nicht durch Bombenhagel, sondern weil sie verhungert wären.

WICHTIG

Ohne Veränderungen der Lebens- und Ernährungsgewohnheiten steigt das Gewicht im Anschluss an eine Diät schneller wieder an. Bei wiederholten Diäten geht das Gewicht auf und ab – der berüchtigte Jo-Jo-Effekt.

Fettreserven – früher überlebenswichtig, heute überflüssig!

Wenn der Organismus weniger Energie zugeführt bekommt, als er benötigt, erschallen überall die Stoffwechsel-Alarmglocken, denn Hungern führt irgendwann zum Tode. Der menschliche Körper weiß schließlich nicht, dass die Gewichtsreduktion beabsichtigt ist. In der Entwicklungsgeschichte der Menschheit gab es nichts Schlimmeres als Hunger.

Wenn der Körper weniger Kalorien angeboten bekommt, als er benötigt, muss der Organismus sofort und nachhaltig handeln. Er baut in erster Linie Muskeln ab, denn die bestimmen zum Großteil den Energiebedarf.

Durch den Abbau von Muskeln nimmt wiederum auch der Energiebedarf ab – deswegen verlieren wir bei der Reduktionsdiät ja auch nicht kontinuierlich an Gewicht, sondern nehmen unterschiedlich viel ab, egal wie konsequent wir uns an die Regeln einer Gewichtsreduktion halten. Der Muskelabbau ist bei mangelnder Bewegung oder der Zufuhr von nicht ausreichenden Mengen Protein besonders groß.

WICHTIG

Wofür brauchen wir heute noch Bäuche, wenn wir doch alle einen Kühlschrank haben?

Was früher nur mühsam und unter Entbehrungen an Nahrungsmitteln zu jagen oder zu sammeln war, gibt es heute im Überfluss und unbegrenzt im Supermarkt. Noch niemals waren Lebensmittel so preiswert. Außerdem ist Essen überall und ständig verfügbar.

Bei der Mehrzahl der Menschen ist der Stoffwechsel auf »Hamstern« eingestellt. Die Fettdepots sollen sich möglichst langsam entleeren und nach der Entleerung über das vorherige Maß hinaus aufgefüllt werden.

WICHTIG

Es wird noch viele Jahre dauern, bis der menschliche Stoffwechsel nicht mehr auf Hamstern eingestellt ist.

Der Aufbau von Muskulatur ist hingegen mühsam und nur Schritt für Schritt erreichbar. Jedes Gramm Muskelmasse setzt viel sportliche Aktivität und eine muskelaufbauende Ernährungsweise voraus. Schon die Erhaltung der Muskulatur ist schwierig und erfordert Anstrengung.

Gute und schlechte Futterverwerter

Der Körper hat echte Notprogramme, um sich vor der Fett-Gewichtsabnahme zu schützen; und der Aufbau von Fettgewebe funktioniert bei den meisten Menschen (leider) extrem gut. Nur sehr wenige Menschen, die tatsächlich ihr Leben lang schlank bleiben, haben dieses Notprogramm nicht und lagern einfach kein oder wenig Fett ein. Entwicklungsgeschichtlich betrachtet wären sie benachteiligt. Aber in unserer Wohlstandsgesellschaft haben sie es mit ihrer Figur einfach leichter. Diese Menschen sind oft hormonell geringfügig anders ausgestattet, haben keine ausgeprägten Hamster-Stoffwechseleigenschaften und sind genetisch einfach nicht auf die Anlage von Fettreserven ausgerichtet. Schon der Verbrauch von Kalorien im Ruhezustand ist bei diesen Menschen höher als bei anderen. Außerdem haben sie oft eine erhöhte Thermogenese und höhere Pulsfrequenzen, sind aktiver, oftmals auch nervös.

Ein bisschen Mathematik: die Energiebilanz

Das Körpergewicht wird in erster Linie durch die Bilanz aus Kalorienzufuhr durch die Nahrung und Kalorienverbrauch des Körpers bestimmt. Führen wir dem Organismus über die Nahrung mehr Energie zu, als er durch die verschiedenen Lebensprozesse verbrauchen kann, führt das dauerhaft zum Aufbau von Fettreserven. In diesem Falle spricht der Ernährungswissenschaftler von einer positiven Energiebilanz, die sich leider alles andere als positiv auf die Figur auswirkt, denn die gerät auf Dauer aus den Fugen.

Ist hingegen die Energiebilanz negativ, baut der Körper Substanz ab. Bedauerlich ist dabei, dass zu Beginn vorwiegend Muskulatur abgebaut wird.

SO ERREICHEN SIE GANZ LEICHT EINE NEGATIVE ENERGIEBILANZ

1. Die Diät-Methode

Der klassische Weg ist die Einschränkung der Kalorienzufuhr durch eine Reduktionsdiät. Dabei bekommt der Organismus weniger Kalorien zugeführt, als er für seine Aufrechterhaltung benötigt. Die benötigte Energie muss aus anderen Quellen gewonnen werden. Dafür stehen Glykogenreserven in Leber und Muskulatur, Eiweiß in den Muskeln und oftmals reichlich Fett in den Fettzellen zur Verfügung.

2. Die Muskel-Methode

Der für viele Menschen unangenehme Weg ist die zusätzliche Bewegung, denn diese verbraucht Kalorien. Bewegung ist ein wissenschaftlich anerkannter und hochwirksamer Kalorienkiller. Wer also keine Lust hat, seine Kalorienzufuhr zu beschränken, kann sich einfach mehr bewegen und dadurch Fettgewebe abbauen, Muskeln erhalten und langfristig sogar neue Muskulatur aufbauen. Muskeln verbrauchen viele Kalorien und machen die Figur straff und attraktiv.

3. Die Muskel-Diät-Methode

Der logische Weg ist die Verbindung aus weniger Nahrungsenergie und mehr Bewegung. Der Organismus ist in kürzester Zeit gezwungen, seine Reserven »anzuknabbern« und Fettpolster abzubauen. Der Vorteil dieser Methode liegt auf der Hand: weniger Muskelmasse wird abgebaut, und es geht schneller und beschwingter bergab mit den Fett-Pfunden. Aber dazu benötigt der Organismus ausreichend Proteine.

Erst nach einigen Tagen ist der menschliche Stoffwechsel in der Lage, Fettgewebe zur Energiebedarfsdeckung heranzuziehen. Wer also eine klassische Reduktionsdiät macht, baut anfangs Muskeln ab.

Der Körperfettanteil ist entscheidend

Der Fettgehalt des menschlichen Organismus kann zwischen 10 Prozent bei austrainierten (Hoch-)Leistungssportlern, 25 Prozent bei Normalgewichtigen und bis zu 50 Prozent bei extrem übergewichtigen Menschen schwanken. Das Fettgewebe sitzt entweder direkt unter der Haut – also subkutan – oder tiefer im Gewebe, beispielsweise im Bauchraum.

Der Körperfettanteil bei Männern ist eher kleiner als bei Frauen, da ihr Organismus mehr Muskulatur und Wasser enthält. Das ist auch der Grund, warum Männer in der Regel rascher abnehmen als Frauen. Männer haben durch den höheren Muskelanteil auch einen durchschnittlich 10 Prozent höheren Energiebedarf, denn der Muskelanteil bestimmt zu einem hohen Prozentsatz den Energiebedarf.

Fettgewebe stellt nicht einfach nur eine Energiereserve für Notzeiten dar. Es ist außerordentlich hormonaktiv und versucht alles, sich selbst zu erhalten und weitere Fette in die Fettzellen einzulagern.

Fett ist nicht gleich Fett

Bei Frauen wird bei Diäten besonders rasch das subkutane Fettgewebe abgebaut. Das führt dann oftmals dazu, dass unerwünschte Falten zum Vorschein kommen, das Fett an

Hüfte, Bauch und Oberschenkeln aber hartnäckig dort bleibt, wo es war. Das weibliche Fett stellt, weil es so schlecht aktivierbar ist, nur ein relativ geringes Gesundheitsrisiko dar. In der Entwicklungsgeschichte waren genau diese Fettdepots eine gute Überlebenschance für schwangere oder stillende Frauen und ihre Kinder. Heute sind diese Problemzonen jedoch für viele Frauen eine extreme kosmetische Belastung, die aber in den Griff zu bekommen ist. Eine Ernährungsumstellung, reichlich Alltagsbewegung, ein Bewegungsprogramm, das speziell für Frauen in Fitnesscentern zusammengestellt wird, und – nicht zuletzt – die Kalorienkiller-Methode machen den Gang zum Schönheitschirurgen in der Regel überflüssig.

Männer hingegen bauen oftmals erstaunlich rasch das Bauchfett ab. Was für eine Diät gut ist, kann andererseits auch zu einem Risiko werden. Das innere Bauchfett kann den Fettstoffwechsel stark belasten, sodass es schließlich zu Herz-Gefäß-Erkrankungen kommen kann.

Selbst bei leichtem Übergewicht können Herz und Gefäße gefährdet sein, wenn sich die überzähligen Pfunde vorwiegend in der Bauchgegend angesammelt haben.

MAN WEISS HEUTE ...

Bei einem Bauchumfang
ab 88 cm bei Frauen und
ab 102 cm bei Männern
muss mit einem deutlich höheren Risiko für Folgeerkrankungen gerechnet werden.

Muskeln bestimmen den Energiebedarf

Die Muskulatur ist der wichtigste Kalorienkiller im menschlichen Organismus, denn die Muskeln verbrauchen unablässig Energie, sogar wenn sie gerade nicht belastet werden. Außerdem sorgen bewegte Muskeln dafür, dass der Insulinspiegel nicht übermäßig ansteigt, denn trainierte Muskeln benötigen im Gegensatz zu Fettzellen im Körper relativ wenig Insulin, um den Blutzuckerspiegel konstant zu halten. Bewegung und Sport sind der direkte Weg zu einem normalen Insulinspiegel, der dann zu normalem Hunger und weniger Appetit führt. Die Muskulatur wird schon in absoluter Ruhe benötigt, da das Herz ein Muskel ist und auch für die Atmung der Einsatz der Muskeln notwendig ist. Neben der Ruhe-Muskelbelastung gibt es noch die Alltagsbewegung, die wir praktisch unablässig verrichten. Jeder Gang zum Mülleimer, die Überwindung jeder Treppenstufe macht den Einsatz von Muskeln notwendig.

WICHTIG

Der Energiebedarf wird vom Alter, dem Geschlecht, der Aktivitat, der Außentemperatur, der Körpertemperatur und der Stoffwechselaktivität beeinflusst. Im Endeffekt ist aber der Muskelanteil im Organismus der entscheidende Einflussfaktor auf den Kalorienbedarf.

Muskeln trainieren

Zum echten Hochofen entwickelt sich die Muskulatur aber bei sportlicher Belastung. Dabei ist es gleichgültig, ob diese 2 Minuten andauert oder 2 Stunden. Jede Minute Nutzung der Muskulatur verbraucht Energie. Natürlich ist es dabei effektiver, 30 Minuten mit einer Pulsfrequenz von 130 Herzschlägen pro Minute zu walken als einmal 2 Minuten mit einem Herzschlag von 180 pro Minute mit drei Einkaufstaschen dem Bus hinterherzurennen. Es ist aber ein Fehlglaube, dass man bei sportlicher Aktivität nur dann Kalorien verbraucht, wenn sie mindestens 30 bis 45 Minuten andauert, und dass nur Ausdauersportarten wie Jogging, Schwimmen, Walking, Marathon oder Gymnastik sinnvoll Kalorien verbrennen. Natürlich sind auch Kraftausdauer- oder Kraftsportarten bestens geeignet, Kalorien zu killen.

Von »Wunderpillen« und echten Kalorienkillern

Viele Menschen könnten energetisch gesehen bis zu drei Monate – und 20 Prozent der Bevölkerung sogar noch viel länger – ohne Essen nur von ihren Fettreserven zehren.

Übergewicht, Diabetes mellitus Typ 2, Arteriosklerose, Bluthochdruck oder Herzinfarkt sind die möglichen Folgen; sie kosten die Gesundheitssysteme in den Industriestaaten jährlich Milliarden. Millionen Menschen wollen ihr Körperfett reduzieren und versuchen dies mit den unterschiedlichsten Methoden: Diäten, Magenverkleinerungen, Wunderpillen, Sport etc. Wie kann man also die Fettverbrennung steigern und den Körperfettanteil reduzieren? Viele Experten halten eine Modifizierung des Fettstoffwechsels durch die Gabe einzelner Substanzen – also die Kalorienkiller-Methode – für unmöglich. Trotzdem kommen jedes Jahr immer neue Präparate auf den Markt, auf die viele Menschen hereinfallen. Meist sind es harmlose und unwirksame Kapseln, die beispielsweise Kohlsuppe, Spargelpulver, Apfelessig oder aber Pu-Erh-Tee in Pulverform beinhalten. Diese Produkte werden zu hohen Preisen angeboten – es fehlt jedoch jeder Beweis für eine Wirkung. Solche Produkte zerstören das Vertrauen der Verbraucher und erschweren es, sinnvolle von weniger sinnvollen oder schädlichen Produkten zu unterscheiden.

DIE KALORIENKILLER-METHODE WIRKT DURCH

- Thermogenese
- Einwirken auf die Hunger-Sättigungs-Regulation
- Wirkungen auf den Stoffwechsel

Es sind aber durchaus Substanzen bekannt, die den täglichen Kalorienverbrauch steigern, indem sie zum Beispiel die Thermogenese des Körpers ankurbeln, das heißt die Umwandlung von Kilokalorien in Wärme. Einige dieser Stoffe, wie Ephedrin und Nikotin, bergen jedoch große gesundheitliche Risiken. Von dem Gebrauch solcher Substanzen zur Gewichtsabnahme sei daher dringend abgeraten. Als Kalorienkiller werden hier nur solche Stoffe aufgeführt, die ungefährlich sind und deren Wirkung durch Studien nachgewiesen werden konnte.

Mit Kalorienkillern zur Wohlfühlfigur

Der Abbau und die dauerhafte Erhaltung von weniger Fettmasse im Organismus ist nur möglich, wenn die Kalorienzufuhr den Notwendigkeiten entspricht, die Ernährung so zusammengesetzt ist, dass keine Muskulatur abgebaut wird, die Muskeln täglich gefordert werden und Nahrungsinhaltsstoffe, die als Kalorienkiller wirken, täglich aufgenommen werden. Eine Kombination aus Ernährungsumstellung, reichlich Alltagsbewegung, sportlicher Aktivität und Kalorienkillern macht für jeden Menschen das Erreichen und Halten einer attraktiven, schlanken und trainierten Figur bei guter Gesundheit möglich.

Dabei kommt es natürlich auch darauf an, was Sie sich und Ihrem Körper abverlangen. Während man früher von Idealgewicht sprach, geht es heute mehr um das Wunschgewicht und die Wunschfigur. Seien Sie aber ehrlich mit sich und fragen Sie sich, ob Ihre Wunschfigur realistischen Zielen entspricht oder ob Sie von Model-Maßen träumen.

Mit der Kalorienkiller-Methode ist es möglich, wöchentlich ein halbes bis ein Kilogramm reines Fettgewebe abzubauen. Dabei brauchen Sie sich nicht von der Waage abhängig machen, denn wenn Sie gleichzeitig Muskelmasse aufbauen, geht zwar der Zeiger nicht so schnell nach unten, sie werden aber trotzdem merken, dass der Hosenbund lockerer sitzt.

Der Body Mass Index (BMI) ist ein Richtwert für ein ideales Körpergewicht.

$$\text{BMI} = \frac{\text{Gewicht in Kilogramm}}{(\text{Körpergröße in Meter})^2}$$

Bei Männern liegt der Normalbereich bei einem BMI zwischen 20 und 25, bei Frauen zwischen 19 und 24. Bei Menschen in der zweiten Lebenshälfte wird ein BMI bis 26 noch als normal angesehen.

Heizen Sie Ihrem Körper ein

Viele Kalorienkiller fördern die Thermogenese, das ist die Wärmeproduktion des Körpers. Wer auf die Heizkostenrechnung blickt, stellt leicht fest, wie viel Energie die Wärmeproduktion verbraucht. Genauso ist es im Körper auch. Wird die Wärmeproduktion angekurbelt, steigt der Energieverbrauch.

Die Substanz Capsaicin ist beispielsweise in Chili oder dem Gewürz Tabasco für die Schärfe verantwortlich. Capsaicin hat, ähnlich wie Koffein und MCT-Fette, einen Einfluss auf die Thermogenese. Es wäre also durchaus möglich, durch den Austausch von üblichen Fetten durch MCT-Fette, den Genuss von scharfen Gewürzen sowie das Trinken von Espresso nach jeder Mahlzeit einen Gewichtsverlust von mindestens drei bis fünf Kilogramm jährlich hervorzurufen. Allerdings sollte sich niemand allein durch die Gabe von L-Carnitin, MCT-Fetten, Capsaicin oder anderen Substanzen eine Gewichts- oder eine Körperfettreduktion erhoffen. Dies kann nur in Verbindung mit einer ausgewogenen Ernährung und viel Bewegung sinnvoll erreicht werden. Der Einsatz von Kalorienkillern mit einer wissenschaftlich nachgewiesenen Wirkung kann bei der Körperfettreduktion jedoch äußerst hilfreich sein.

DEN FETTGEWEBSABBAU IM URIN FESTSTELLEN

Woran kann der Erfolg einer Kalorienkiller-Kur festgestellt werden? Ganz einfach: Wenn der Organismus Fettgewebe zur Energiebedarfsdeckung heranzieht, entstehen Ketonkörper. Diese lassen sich ganz einfach und preiswert im Urin nachweisen. Keton-Teststreifen (z. B. Ketostix) gibt es rezeptfrei in jeder Apotheke. Messen Sie, wenn Sie Ihren Fettgewebsanteil verringern möchten, möglichst täglich den Ketongehalt Ihres Urins. Wenn Sie morgens nach dem Aufstehen Ketonkörper im Urin feststellen, haben Sie im Schlaf Fettgewebe abgebaut. Ja, man kann im Schlaf abnehmen. Das ist insbesondere möglich, wenn Sie das Abendessen mit Kalorienkillern anfüllen, also protein- und ballaststoffreich, aber glukosearm essen. Durch diese Ernährungsweise stellen Sie den Stoffwechsel in der Nacht voll auf Fettverbrennung ein und wachen mit weniger Fettgewebe auf, als Sie vor dem Einschlafen hatten. Mit der Kalorienkiller-Methode sollte der Fettabbau durch die Ketonkörperausscheidung innerhalb von 2 bis 3 Tagen nachweisbar sein.

Satt und zufrieden

Die zweite Gruppe der Kalorienkiller regelt die Sättigung. Wer satt ist, hört auf zu essen. Hunger und Appetit sind erklärte Feinde der Gewichtsreduktion.

Vanille zum Beispiel ist daher ein wirkungsvoller Kalorienkiller. Vanille hemmt den Schokoladenhunger und bremst damit die Kalorienaufnahme.

Ballaststoffe und Proteine haben eine besonders effektive Sättigungswirkung. Etliche Kalorienkiller regulieren den Blutzuckerspiegel und wirken damit positiv auf den Hunger-Sättigungs-Mechanismus, andere stimulieren die Bildung von Botenstoffen im Darm, die das Signal »satt« an das Gehirn senden.

Den Stoffwechsel ankurbeln

Ein ganz wichtiger Faktor in der Entstehung und dem Erhalt von Übergewicht ist der Insulinspiegel. Das Hormon der Bauchspeicheldrüse ist der Dickmacher Nummer eins. Nach jeder Nahrungsaufnahme, die blutzuckerwirksame Kohlenhydrate enthält, schüttet die Bauchspeicheldrüse Insulin aus.

Das senkt aber nicht nur den Blutzuckerspiegel, sondern löst auch neuen Hunger aus und befüllt die Fettzellen. Außerdem sorgt Insulin als anaboles Hormon dafür, dass sich die Fettzellen nicht entleeren können.

Insbesondere bestimmte Ballaststoffe, geregelte intelligente Mahlzeiten und eine ausgewogene glykämische

Last sind in der Lage, das dick machende Hormon Insulin in Schranken zu halten.

Das Hormon Somatropin ist in der Lage, nachts Muskeln auf- und Fettgewebe abzubauen. Sie können die Wirksamkeit von Somatropin dadurch anregen, dass Sie ab und zu auf das Abendessen verzichten (Dinner Cancelling).

Weitere Kalorienkiller unterstützen beispielsweise viele Enzyme im Körper und erhöhen dadurch die Stoffwechselaktivität.

Kalorienkiller von A bis Z

Kombinieren Sie Mahlzeiten aus natürlichen Kalorienkillern mit körperlicher und geistiger Fitness und sorgen Sie so dafür, dass überflüssige Pfunde dauerhaft der Vergangenheit angehören.

Algen – Gemüse aus dem Meer

Algen sind als Gemüse eine wohlschmeckende Alternative zu Salat, Spinat oder Grünkohl. Man findet sie immer häufiger als Beilage in Restaurants und in den Rezepten von Gourmet-Zeitschriften. Besonders Grünalgen eignen sich als gesunde Gemüsebeilage. Sie enthalten nicht nur viel Vitamin C, B-Vitamine und sättigende Ballaststoffe, sondern versorgen unseren Körper mit dem lebenswichtigen Spurenelement Jod, das gerade in unseren Breiten als Mangelnährstoff gilt und als echter Kalorienkiller wirkt (siehe Seite 43).

Die in Algen enthaltenen B-Vitamine spielen ebenso wie die Mineralstoffe Magnesium, Kalium und verschiedene Spurenelemente eine wichtige Rolle im Stoffwechsel. Zahlreiche sekundäre Pflanzenstoffe in dem »Meeres-Gemüse« versorgen den Organismus optimal und steigern damit seine Leistungsfähigkeit.

Algen erhalten Sie vorwiegend in asiatischen Lebensmittelmärkten, manchmal werden sie auch bei Fischhändlern oder in gut sortierten Supermärkten verkauft.

Äpfel – am besten täglich

»One apple a day keeps the doctor away.« Ein Apfel am Tag hält den Doktor fern – diese Volksweisheit bezieht sich nicht nur auf Erkältungskrankheiten, denn Äpfel enthalten mehr als nur Vitamin C. Kalium, leicht verdauliche Kohlenhydrate, zahlreiche sekundäre Pflanzenstoffe und ein ansehnlicher Anteil an Ballaststoffen runden die gesundheitliche Wirkung des Apfels ab. Der wasserlösliche Ballaststoff Pektin, der in Äpfeln zu finden ist, fördert die Verdauung, lindert Durchfall und hilft, den Cholesterinspiegel zu senken.

Der tägliche Verzehr von einem Apfel unterstützt also – wie laut Volksweisheit empfohlen – bei einer gesunden Gewichtsreduktion und steht Ihnen als effektiver Kalorienkiller zur Verfügung.

PEKTIN – E 440

Als Zusatzstoff wird Pektin (E 440) für die Herstellung von Mayonnaisen, Ketchup, Marmeladen, Gelierzucker, Tortenguss- und Puddingpulver verwendet.

Bittermelone – reduziert das Hungergefühl

Die Bittermelone wird auch als Balsambirne, Bitterapfel oder Bittergurke bezeichnet und gehört zur Familie der Kürbisgewächse. Verwendet werden die getrockneten und gemahlenen Früchte, die etwa in Naturkostläden oder im Internet als Teezubereitung verkauft werden. Schon lange Zeit wird die Bittermelone in der Volksmedizin zur Behandlung von Verstopfung, Magen- und Leberbeschwerden eingesetzt. Heute findet sie vor allem Anwendung bei der unterstützenden Behandlung von Diabetes mellitus Typ 2.

Laut aktueller wissenschaftlicher Studien aktiviert die Bittermelone im Körper die Produktion eines Hormons (Adiponektin), das in den Fettzellen gebildet wird. Zusammen mit anderen Hormonen beeinflusst Adiponektin die Hunger-Sättigungs-Regulation positiv. Die Glukoseverwertung verbessert sich, und die hungerauslösende Insulinfreisetzung wird gehemmt. Mit dem beschleunigten Abbau der Fettpolster an Bauch und Hüften und der erhöhten Fettsäureverbrennung wird gleichzeitig mit der Kalorienkiller-Wirkung das Risiko der Entstehung des Metabolischen Syndroms sowie von Diabetes mellitus gesenkt.

FÜR HOBBYGÄRTNER

Bittermelonensamen (Momordica charanthia) kann man im Internet bestellen – an einem sonnigen bis halbschattigen Plätzchen wachsen die Pflanzen auch in unseren Breiten an einer Rankhilfe bis zu 2 Meter hoch.

Capsaicin – Wärme von innen

Capsaicin ist ein aus Pflanzen gewonnenes Alkaloid, das bei Säugetieren – also auch beim Menschen – durch Wirkungen auf spezifische Rezeptoren einen Hitze- beziehungsweise Schärfereiz auf der Zunge auslöst. Wissenschaftliche Studien beweisen, dass Capsaicin die Thermogenese des menschlichen Organismus deutlich anheizen kann. Diesen Effekt hat fast jeder Mensch schon einmal an sich beobachtet, wenn ihm im asiatischen Restaurant beim Verzehren eines scharfen Gerichts der Schweiß ausgebrochen ist. Capsaicin regt die Wärmeproduktion im Körper an, und dieser gleicht den Anstieg der Temperatur durch Schwitzen aus. Der Schweiß auf der Haut verdunstet, und der Körper kann durch die Verdunstung wieder abkühlen.

Die Produktion von Wärme (Thermogenese) verbraucht reichlich Energie und wirkt daher als Kalorienkiller. Die Wirkung beginnt rasch und hält bis zu 30 Minuten an.

Reichlich Capsaicin findet man in Chilischoten und allen Gewürzen, die diese »Scharf- und Schlankmacher« enthalten. Auch schwarzer Pfeffer, Kreuzkümmel, Galgant, Kurkuma und Ingwer enthalten Substanzen, die den Stoffwechsel richtig anheizen und die Fettverbrennung auf Hochtouren laufen lassen.

Ergänzen Sie also Ihr Gewürzregal um scharfe Gewürze und setzen Sie diese möglichst den ganzen Tag über dauerhaft ein, bis Ihnen die Schärfe nichts mehr anhaben kann. Aber keine Angst, der Stoffwechsel läuft dann immer noch auf Hochtouren, nur ihre Geschmacksknospen haben sich daran gewöhnt.

TIPP

Eine Mahlzeit ohne Schärfe ist eine verschenkte Chance für einen aktiven Stoffwechsel. Mit roten und grünen Chilischoten, Sambal oelek, asiatischen Gewürzmischungen, Tabasco, Ingwer oder Pfeffer wird auch aus einem Glas Gemüsesaft oder einem bunten Salat ein Kalorienkiller. Schwitzen Sie sich einfach schlanker.

Cholin – unterstützt den Fettstoffwechsel

Cholin ist ein im Körper vorkommendes, dem Lecithin ähnliches Phospholipid. Der Körper produziert seinen täglichen Bedarf an Cholin in der Regel selbst. Zusätzlich wird Cholin über Nahrungsmittel wie Leber, Eier und Soja aufgenommen. Produkte, denen Lecithin als Emulgator zugesetzt ist, sind ebenfalls gute Cholinquellen. Dazu gehören beispielsweise Mayonnaisen, Backwaren oder Schokolade, dabei darf jedoch der hohe Kaloriengehalt dieser Produkte nicht unberücksichtigt bleiben.

Laut Werbung gehört Cholin zu den so genannten »fettlösenden« Substanzen. Demnach soll es den Fettstoffwechsel auf natürliche Weise unterstützen und so die Gewichtsabnahme beschleunigen. Tatsächlich gehört Cholin zu den lipotropen Substanzen, die stoffwechselaktivierende Eigenschaften aufweisen. Sie besitzen die Fähigkeit, sich an Fettzellen anzulagern, in sie einzudringen und den Stoffwechsel zu unterstützen. Positiver Zusatzeffekt: Cholin wird mit einer verbesserten Konzentrations- und Gedächtnisleistung in Verbindung gebracht. Vor allem für ältere Menschen konnte dies in zahlreichen Untersuchungen belegt werden. Wissenschaftlich erwiesen ist auch die Tatsache, dass es bei einem Cholinmangel zu einer Anreicherung von Fett in der Leber kommt. Bei einer ausgewogenen, vollwertigen Ernährung ist die zusätzliche Einnahme von Cholin nicht notwendig, es hilft aber beim Abnehmen.

Chrom – reguliert den Blutzuckerspiegel

Chrom zählt zu den essenziellen Spurenelementen und sollte dem Organismus kontinuierlich mit der Nahrung zugeführt werden. Ihm kommt als Bestandteil des Glukosetoleranzfaktors eine bedeutende Rolle im Zuckerstoffwechsel zu. Bei einer zu geringen Zufuhr von Chrom ist die Glukoseverwertung gestört. Mögliche Folgen können erhöhte Blutfettwerte, Störungen der Gehirnfunktion und Bewegungsstörungen sein. Chrom übt einen Einfluss auf die Insulinproduktion und damit auch auf das Hunger- und Sättigungsgefühl aus und wirkt daher als echter Kalorienkiller.

Laut zahlreicher wissenschaftlicher Studien senkt und reguliert Chrom den Blutzuckerspiegel, erhöht die Insulinempfindlichkeit in den Zellen, reduziert den Triglycerid- und Cholesterinspiegel und hilft bei der Gewichtsregulierung. Gute Chromlieferanten sind Fleisch und Fleischwaren, Innereien wie Leber, Eier, aber auch pflanzliche Lebensmittel wie Tomaten, Kopfsalat, Kakao und Pilze. Ernährungsexperten empfehlen eine tägliche Aufnahme von 30 bis 100 Mikrogramm für eine optimale Versorgung. Chrom wird in neuester Zeit auch oft in Verbindung mit den sogenannten lipotropen Verbindungen genannt (siehe Seite 30).

Dinner Cancelling – weniger ist manchmal mehr

Dinner Cancelling – das Weglassen des Abendessens – ist eine bekannte Maßnahme im Bereich des Anti-Aging. Aber auch für die Gewichtsbeeinflussung scheint es wirkungsvoll zu sein; und das nicht nur, weil man die Kalorien vom Abendessen einspart. Dinner Cancelling bietet eine Möglichkeit, den Hormonspiegel günstig zu beeinflussen und damit den Fettabbau zu fördern. Lässt man das Abendessen aus, wird Wachstumshormon in größeren Mengen freigesetzt, was durch eine kalorienreiche Abendmahlzeit eher verhindert wird. Schon wer zweimal die Woche auf das Abendessen verzichtet, kann diesen positiven Effekt erzielen. Dinner Cancelling regt die nächtliche Produktion der Hormone Somatropin und Melatonin an. Diesen Hormonen wird die Fähigkeit zugesprochen, den biologischen Alterungsprozess aufhalten oder verlangsamen zu können. Das Somatropin hilft beim Aufbau der Muskelmasse und baut Fettgewebe ab. Es stimuliert die Immunabwehr, verbessert das Gedächtnis, strafft Haut und Bindegewebe und fördert den Schlaf. Somatropin wird vor allem nachts vom Körper freigesetzt. Melatonin regelt den Schlaf-Wach-Rhythmus. Es senkt die Körpertemperatur, und die Zellen teilen sich nachts langsamer als tagsüber.

Beim klassischen Dinner Cancelling, das einen erhöhten Fettgewebsabbau in der Nacht gewährleistet und damit Kalorienkiller-Eigenschaften besitzt, darf ab 17.00 Uhr nichts Kalorienhaltiges mehr verzehrt werden. Kalorienfreie Getränke sind hingegen erlaubt.

Essenzielle Aminosäuren – Bausteine der Proteine

20 Aminosäuren kommen in Proteinen gebunden vor, 8 davon sind essenziell (unentbehrlich): Tryptophan, Phenylalanin, Leucin, Lysin, Valin, Threonin, Isoleucin und Methionin.

Essenzielle Aminosäuren können vom Körper selbst nicht synthetisiert werden und müssen daher mit der Nahrung zugeführt werden.

Doch wussten Sie, dass Aminosäuren als Bausteine der Eiweiße etwas mit dem Fettstoffwechsel zu tun haben?

Die Aminosäuren Lysin und Arginin stimulieren die Ausschüttung des Wachstumshormons Somatotropin und greifen damit aktiv in den Energiehaushalt ein (siehe Seite 32).

Die schwefelhaltige Aminosäure Methionin gilt als Motor der Fettverbrennung.

Grund hierfür ist die Tatsache, das Methionin das Hormon Adrenalin aktiviert.

Durch dieses Stress- und Aktivitätshormon wird die Energieverbrennung gefördert.

Zudem ist Methionin an der Synthese des lecithinähnlichen Stoffes Cholin beteiligt, dem fettverbrennende Eigenschaften zugesprochen werden (siehe Seite 30).

Nach Einschätzung von renommierten Experten der Wiener Universität spielt auch die essenzielle Aminosäure Phenylalanin eine wichtige Rolle als Kalorienkiller: Phenylalanin stimuliert die Produktion eines weiteren Hormons, nämlich die des Cholecystokinins. Der in der Darmschleimhaut gebildete Botenstoff wirkt als Regulator von Hunger und Appetit.

Die Bildung von Cholecystokinin in den Darmzellen löst die Weiterleitung eines Reizes an das Gehirn aus, der Sättigung signalisiert.

TIPP

Bei streng veganer Kost ist es schwierig, den Bedarf an essenziellen Aminosäuren zu decken. Lassen Sie sich von einem Ernährungsberater oder einem Arzt helfen.

Fitness – mehr Muskelmasse macht gute Laune

Wer weiß es nicht: Sport und regelmäßige körperliche Bewegung machen fit und verhindern, dass wir zu dick werden. Trotzdem wird dieser messbare Erfolg immer noch (oder wieder?) unterschätzt. Statistiken zufolge liegt jeder Zweite in seiner Freizeit auf der faulen Haut. Dabei hat sportliche Betätigung viele Vorteile. Sport lässt die Muskeln wachsen, stärkt die Abwehr und beugt zahlreichen Krankheiten vor. Sport verbraucht Kalorien und sorgt für ein besseres Körpergefühl. Sport schüttet Glückshormone aus und verursacht gute Laune.

Wer den Muskelanteil in seinem Körper wachsen lässt, verbraucht zusätzliche Energie, denn Muskeln verbrennen sehr viel mehr Kalorien als die trägen Fettdepots an Bauch und Hüften.

Gut geeignete Sportarten – auch für Ungeübte – sind zum Beispiel Wandern, zügiges Gehen, Nordic Walking, Laufen, Radfahren und Schwimmen.

TIPP

Treiben Sie 3- bis 4-mal wöchentlich 50 bis 60 Minuten Sport, dann können Sie Ihren Energieverbrauch wesentlich steigern. Am besten trainieren Sie jeden zweiten Tag – Ihre Muskeln brauchen zwischen den aktiven Phasen eine Pause, um sich zu erholen und gestärkt zu werden.

Gehirnjogging – auch graue Zellen verbrauchen Energie

Konzentriertes Arbeiten ist ganz schön anstrengend – und zwar nicht nur für die grauen Zellen. Das konnten jetzt amerikanische und schwedische Forscher belegen, die festgehalten haben, dass die Konzentration auf eine Sache sowie intensive geistige Tätigkeiten den Grundumsatz erhöhen. Das heißt im Klartext: je mehr geistige Arbeit verrichtet wird, desto mehr Kalorien werden verbraucht. Die Wissenschaftler führten diese Beobachtungen auf die »Alarmbereitschaft« des Körpers zurück, in der er sich in einer Denksituation befindet, ähnlich der Alarmbereitschaft des Körpers, wenn Gefahr droht. Denken schult somit nicht nur die Merk- und Konzentrationsfähigkeit, sondern unterstützt auch noch die Kalorienverbrennung. Durch den Verzehr von »brain food«, wie beispielsweise Ginseng, kann dieser Effekt noch gesteigert werden. Der Stoffwechsel wird angeheizt und das Wohlbefinden gefördert. Weitere Lebensmittel, die die mentalen Fähigkeiten fördern, sind verschiedene Gemüse- und Obstsorten sowie zahlreiche Kräuter, die – sozusagen nebenbei – eine optimale Versorgung des Körpers mit lebenswichtigen Mineralien und Vitaminen gewährleisten. Sie machen Lust auf Bewegung, sorgen für ein besseres Befinden, stärken die Abwehr und helfen dem Körper, überflüssige Pfunde schnell zu vertreiben.

Gemüse – je bunter, desto besser

Unter dem Oberbegriff Gemüse versammelt sich eine Vielzahl gesundheitserhaltender und -fördernder Sorten, die wertvolle Vitamine und Mineralstoffe liefern. Gemüse unterscheidet sich im Wesentlichen vom Obst durch den geringen Zuckergehalt. Dadurch hemmt Gemüse die Insulinausschüttung und das dadurch ausgelöste Hungergefühl. Die bunte Vielfalt an Feld- und Gartengemüse liefert außerdem wichtige Ballaststoffe, die stimulierend auf die Verdauung wirken und lang anhaltend sättigen. Die meisten Gemüsesorten sind sehr kalorienarm, dafür enthalten sie reichlich Flüssigkeit und Substanzen, mit denen die Fettverbrennung angekurbelt wird. Vor allem Paprika, Tomaten und Sauerkraut sind stoffwechselanregend und unterstützen eine Gewichtsabnahme. Hülsenfrüchte wie Bohnen, Erbsen und Linsen sind Träger wertvoller Eiweiße, die den Muskelaufbau unterstützen und zugleich in den Fettstoffwechsel eingreifen. In Verbindung mit Sport sind die verschiedenen Gemüsesorten also effektive Kalorienkiller.

Grapefruit – kurbelt die Fettverbrennung an

Die Grapefruit zählt nicht erst seit gestern zu den stoffwechselanregenden Pflanzen mit Fatburner-Effekt. In der wirksamsten Form handelt es sich um ein Extrakt der unreifen Frucht. Diese wird schon seit vielen Jahren in der traditionellen chinesischen Medizin (TCM) bei Verdauungsstörungen und Lebererkrankungen eingesetzt. Grapefruit-Extrakt unterstützt die Magen-Darm-Funktion und führt zu einer Verbesserung der Durchblutung, was wiederum bei einer Gewichtsreduktion eine Rolle spielen kann. Bei den wirksamen Substanzen handelt es sich um adrenerg wirkende Amine, die die Fettverbrennung ankurbeln und den Energieumsatz erhöhen. In Untersuchungen hat sich herausgestellt, dass Grapefruit-Extrakt den größten Effekt bei einer Aufnahme nach dem Essen erzielt.

Harzer Käse – hochwertiges Eiweiß, wenig Fett

Harzer Käse ist ein Sauermilchkäse, der mit nur 0,5 Prozent Fett der fettärmste Käse überhaupt ist. Und Harzer Käse ist ein echter Kalorienkiller – nicht nur weil er pro 100 Gramm nur 113 Kilokalorien enthält. Harzer Käse enthält besonders viel hochwertiges Protein, das die Muskeln erhält und sogar beim Muskelaufbau helfen kann. Eine reichliche Proteinaufnahme ist oftmals schwierig, da viele proteinreiche Lebensmittel relativ fettreich sind, der Harzer Käse ist eine echte Ausnahme. 100 Gramm Harzer Käse enthalten 27 Gramm Eiweiß mit einer hohen biologischen Wertigkeit. Das bedeutet, dass dieses Protein für den menschlichen Körper besonders gut verwertbar ist. Die Bausteine der Proteine (Aminosäuren), die sich als Kalorienkiller nützlich machen, werden ausführlich auf Seite 33 beschrieben.

100 Gramm Harzer Käse enthalten außerdem bis zu 300 Milligramm Kalzium, und Kalzium hilft durch Enzymaktivierung beim Abnehmen (siehe Seite 45).

SAUERMILCHKÄSE

Je nach Region und Reifegrad kommen verschiedene Sorten in den Handel. Bekannte Sorten sind Harzer, Mainzer, Landkäse, Korbkäse, Kräuterkäse, Stangenkäse, Zigerkäse und Olmützer Quargel. Alle gehören in die Gruppe der Magerkäse und enthalten viel hochwertiges Eiweiß und besonders wenig Fett.

Hydroxycitrat – weniger Appetit auf Süßes

Bei Hydroxycitrat, auch HCA (hydroxy citric acid) genannt, handelt es sich um eine enzymhemmende Substanz, die die Umwandlung von Kohlenhydraten in Fette verhindert und als natürlicher Appetitzügler wirkt. Vor allem der Heißhunger auf Süßigkeiten soll durch HCA deutlich vermindert werden. Die genauen Wirkmechanismen dieses Stoffes müssen jedoch noch in wissenschaftlichen Studien untersucht werden.

Garcinia cambogia ist eine in Indien beheimatete orangengroße Frucht, die von traditionellen ayurvedischen Heilern schon seit langer Zeit als Verdauungshilfe und natürlicher Appetitzügler eingesetzt wird. Die Fruchtschalen vom Carcinia cambogia, in denen sich große Mengen Hydroxycitrat finden, sind für den direkten Verzehr zu sauer, werden in Indien jedoch als Teeaufguss und als Bestandteil von Currypulver verwendet. Bei uns gibt es Garcinia-cambogia- oder HCA-Kapseln in Apotheken und Reformhäusern zu kaufen. Als Kalorienkiller kann Hydroxycitrat unterstützend und begleitend auf eine Gewichtsreduktion einwirken.

Ingwer – die Asia-Knolle heizt ein

Ingwer ist der Wurzelstock einer Pflanze, die in fast allen tropischen Ländern angebaut wird. Frische Ingwerwurzel, die es mittlerweile nahezu in jedem Supermarkt zu kaufen gibt, enthält einen zähflüssigen Balsam (Oleoresin), der reichlich ätherische Öle und einen großen Anteil an »Scharfmachern« (Gingerol, Shoagolen) enthält. Ähnlich wie Chili (siehe Seite 28) ist Ingwer ein echter Kalorienkiller, weil er dem Körper so richtig »einheizt«. Außerdem steigert Ingwer die Speichel- und Magensaftsekretion und bringt Bewegung in die Darmperistaltik.

Ingwer passt ausgezeichnet zu allen asiatisch gewürzten Speisen, zu Geflügel, Lamm, Seefisch und Meeresfrüchten. In süßem Gebäck findet man Ingwer vor allem in Lebkuchen und Printen. Machen Sie aus Fruchtkompott, Kaltschalen und Obstsalaten, Tee oder Mineralwasser mit etwas frischem Ingwer eine Kalorienkiller-Delikatesse. Verwenden Sie Ingwer frisch; getrocknetes Ingwerpulver eignet sich allenfalls zum Würzen, enthält aber kaum noch wirksame Inhaltsstoffe.

TIPP

Ingwer hat sich auch als schnelle Hilfe bei der Reisekrankheit bewährt. Nehmen Sie sich eine Thermoskanne Ingwertee auf die Fahrt mit und trinken Sie die erste Tasse schon eine halbe Stunde vor Abfahrt.

Intelligente Mahlzeitenkonzeption – dreimal pro Tag essen

Neben Dinner Cancelling – also dem Weglassen der Abendmahlzeit (siehe Seite 32) – gibt es auch die Möglichkeit, durch eine zielgerichtete Gestaltung der Mahlzeiten hinsichtlich der Anzahl der Mahlzeiten und deren Zusammensetzung Kalorienkiller-Effekte zu erzielen. Während früher vornehmlich viele kleine Mahlzeiten empfohlen wurden, scheinen aktuelle Studienergebnisse zu bestätigen, dass man mit drei Mahlzeiten, die idealerweise in einem Abstand von fünf Stunden aufeinander folgen sollen, bessere Chancen auf eine wohlgestaltete Figur hat. Mit dem sogenannten Dreimahlzeitenkonzept unterliegt der Insulinspiegel geringeren Schwankungen als bei mehreren kleineren Mahlzeiten, denn nach jeder Mahlzeit – auch nach kleinen Zwischenmahlzeiten – schüttet die Bauchspeicheldrüse Insulin aus, das neben der Regulation des Blutzuckerspiegels und des Hungergefühls auch für die Bildung von Fettreserven verantwortlich ist. Bei nur drei Mahlzeiten gibt es zwischendurch relativ lange Phasen mit einem niedrigen Insulinspiegel, in denen der Körper Fett abbauen kann. Intelligent geplante Mahlzeiten enthalten immer eine süße und eine deftige Komponente, zum Beispiel Obst und Fleisch, damit der Körper seine Gelüste befriedigt findet. Während Frühstück und Mittagessen auch ansehnliche Mengen Kohlenhydrate enthalten dürfen, muss damit beim Abendessen gespart werden, damit nachts Fett abgebaut werden kann. Vorschläge für einen idealen Kalorienkiller-Tag finden Sie auf den Seiten 86 bis 90.

Jod – bringt den Stoffwechsel in Schwung

Jod ist ein essenzielles Spurenelement und Bestandteil der in der Schilddrüse produzierten Hormone Thyroxin und Trijodthyronin. Diese Hormone beeinflussen die Wärmeproduktion und den Stoffwechsel des Körpers. Eine Jodunterversorgung ist mit einer unzureichenden Produktion dieser Hormone verbunden. Dies reduziert wiederum die Stoffwechselaktivität und den Energieumsatz – der Energieverbrauch des Körpers wird gesenkt. Äußeres Merkmal eines Jodmangels ist häufig ein Jodmangelstruma, im Volksmund auch Kropf genannt.

Deutschland zählt zu den Jodmangelgebieten. Das bedeutet, dass eine ausreichende Versorgung mit Jod durch die Ernährungsgewohnheiten der deutschen Bevölkerung häufig nicht gewährleistet ist. Jod kommt in natürlicher Form vor allem in Fisch und anderen Meeresprodukten, wie beispielsweise Algen, vor. Die Verwendung von jodiertem Speisesalz ist für eine ausreichende Versorgung empfehlenswert.

Die Deutsche Gesellschaft für Ernährung empfiehlt – abhängig von Alter und Geschlecht – eine tägliche Aufnahme von etwa 200 Mikrogramm Jod pro Person.

Johannisbeeren – kleine runde Kraftpakete

Rote Johannisbeeren wachsen in langen Trauben und sind hell- bis kräftig rot gefärbt. Die kugelrunden Strauchfrüchte sind wahre Kraftpakete, denn in 100 Gramm stecken satte 36 Milligramm schlank machendes Vitamin C (siehe Seite 77) bei nur 42 Kalorien. Weiterhin enthalten sie den Kalorienkiller-Mineralstoff Magnesium (siehe Seite 52) sowie Kalium und Eisen. Mit einem Fettgehalt von vernachlässigbaren 0,24 Gramm und stolzen 7,5 Gramm Ballaststoffen pro 100 Gramm sind sie wahre Satt- und Schlankmacher. Mit ihrem Gehalt an sekundären Pflanzenstoffen senken sie laut zahlreicher wissenschaftlicher Studien das Risiko für verschiedene Krebserkrankungen, hemmen die Ablagerungen von Cholesterin in den Gefäßen, beugen Bluthochdruck und Herzinfarkt vor.

Der hohe Gehalt an stoffwechselaktivierenden Säuren rundet die Kalorienkillereigenschaften der runden Früchtchen ab.

Kalzium – nicht nur für Knochen und Zähne

Dass Kalzium wichtig für die Kochen ist, weiß inzwischen jeder. Aber dass dieser Mineralstoff auch beim Abnehmen hilft, ist noch wenig bekannt. In etlichen wissenschaftlich anerkannten Studien konnte der gewichtsreduzierende Effekt des Kalziums nachgewiesen werden.

Kalzium ist an der Aktivierung einiger Enzyme und Hormone beteiligt, und das könnte den gewichtsreduzierenden Effekt ausmachen.

Die tatsächliche Kalziumzufuhr in Deutschland ist geringer als die Empfehlungen der Ernährungswissenschaftler. Viele Menschen, insbesondere Frauen, leiden an einem Kalziummangel. Eine Studie zeigte, dass durch die Einnahme von 1000 Milligramm Kalzium das Körpergewicht der Teilnehmer um 0,4 Kilogramm gesunken ist, ohne dass das Essverhalten in irgendeiner Weise geändert werden musste.

GENÜGEND KALZIUM OHNE MILCHPRODUKTE?

Sehr einfach kann Kalzium auch über Mineralwasser aufgenommen werden. Viele Mineralwässer enthalten mehr als 150 Milligramm Kalzium pro Liter. So kommen leicht einige hundert Milligramm am Tag zusammen – und das ohne Kalorien!

Knäckebrot – der knusprige Sattmacher

Knäckebrot ist ein echtes Ballaststoffwunder. Es enthält je nach Sorte bis zu 14 Prozent sättigende Getreideballaststoffe, die im Magen aufquellen und den Sättigungsrezeptoren eine deutliche Botschaft geben. Ausgewiesene Ballaststoff-Knäckebrote bringen es sogar auf über 20 Gramm Ballaststoff pro 100 Gramm. Außerdem ist Knäckebrot auch noch ein Vitamin- und Mineralstoff-Kraftpaket.

Das flache knusprige Brot, das ursprünglich aus Schweden stammt, muss gut gekaut werden – und gründliches und langes Kauen fördert nach aktuellen Studien ebenfalls die Sättigung. Wer aus Knäckebrot eine »Klappstulle« macht und diese mit Harzer Käse (siehe Seite 39) belegt, verstärkt den Kalorienkiller-Effekt noch und versorgt den Körper mit vielen lebenswichtigen Inhaltsstoffen.

Harzer Käse enthält besonders viel hochwertiges Protein, das die Muskeln erhält und sogar beim Muskelaufbau helfen kann. Eine reichliche Proteinaufnahme ist oftmals schwierig, da viele proteinreiche Lebensmittel relativ fettreich sind, der Harzer Käse ist eine echte Ausnahme. 100 Gramm Harzer Käse enthalten 27 Gramm Eiweiß mit einer hohen biologischen Wertigkeit. Das bedeutet, dass dieses Protein für den menschlichen Körper besonders gut verwertbar ist.

Koffein – Wachmacher und Kalorienkiller

Koffein ist in größeren Mengen in Kaffee, Cola, Kakao und Matetee enthalten und stimuliert das zentrale Nervensystem. Wissenschaftliche Studien können belegen, dass Koffein auch die Lipolyse, also die Fettverbrennung, steigert. Die Lipolyse sorgt dafür, dass sowohl Nahrungs- als auch Körperfett in seine Einzelbestandteile gespalten und für die Energieversorgung des Körpers herangezogen wird. Das Alkaloid Koffein steigert zudem die Wärmeproduktion sowie den Blutdruck des Körpers und kurbelt dadurch den Stoffwechsel an. Eine optimale Wirkung von Koffein ist nur zusammen mit einer angepassten Ernährung und viel Bewegung möglich. Besonders zu empfehlen ist die Tasse starker Kaffee oder Espresso nach dem Essen.

Konjugierte Linolsäure (CLA) – mehr Muskeln, weniger Fett

Konjugierte Linolsäure ist nach wissenschaftlich anerkannten Studien in der Lage, das Verhältnis von Fettgewebe zu Muskulatur zugunsten der Muskelmasse zu verändern. Konjugierte Linolsäure gehört zu den mehrfach ungesättigten Fettsäuren. Sie wird im Pansen von Wiederkäuern (Kühen, Schafen und Ziegen) aus der lebenswichtigen Linolsäure gebildet. Fleisch, Milch und Milchprodukte dieser Tiere sind also die Hauptquelle für konjugierte Linolsäure, die auch als CLA (Conjugated Linoleic Acid) bezeichnet wird. Der Muskelaufbau durch CLA wird durch regelmäßige Belastung der Muskulatur deutlich verbessert. CLA soll außerdem vor bestimmten Krebsarten, Diabetes mellitus und Herz-Kreislauf-Erkrankungen schützen. Wissenschaftliche Untersuchungen, die an Menschen durchgeführt wurden, zeigen auf, dass CLA den Körperfettanteil – insbesondere das Bauchfettgewebe – reduziert, während gleichzeitig der Muskelanteil erhöht wird. In einer Studie wurde die beste fettreduzierende Wirkung mit einer täglichen Dosis von 3,4 Gramm CLA erzielt.

Natürliche Quellen für konjugierte Linolsäure enthalten leider auch reichlich von den unerwünschten gesättigten Fettsäuren, sodass es sinnvoll ist, konjugierte Linolsäure in Kapselform als Nahrungsergänzung einzunehmen, um die Körperzusammensetzung zu verbessern.

Kräuter und Gewürze – aromatische Kalorienkiller

Bei Kräutern und Gewürzen werden Teile von Pflanzen aufgrund ihres hohen Gehalts an Geschmacks-, Geruchs- und Aromastoffen als würzende Substanzen in der Lebensmittelzubereitung eingesetzt. Obwohl Kräuter und Gewürze meist eher in kleinen Mengen eingesetzt werden, sind ihre Wirkungen auf den menschlichen Organismus bedeutend. Während Ingwer, Pfeffer, Koriander und Paprika stoffwechselanregend wirken, besitzen beispielsweise Fenchel, Anis, Kümmel, Senf, Piment, Knoblauch oder auch die Gewürzmischung Curry verdauungsfördernde Eigenschaften. Knoblauch und Zwiebeln regen die Durchblutung an. Scharfe Gewürze wie Chili oder Meerrettich erhöhen die Thermogenese und damit den Energieverbrauch (siehe Seite 28). Einige Kräuter, zu denen unter anderem Löwenzahn, Brennnessel oder Rucola zählen, beschleunigen durch ihre Wirkstoffe das Einsetzen des Sättigungsgefühls und verringern damit die aufgenommene Nahrungsmenge.

TIPP

Verwöhnen Sie Ihren Gaumen mit einer Vielzahl von Kräutern und Gewürzen – abnehmen auf gesunde und schmackhafte Art.

Lammfleisch – zarter Carnitinlieferant

Lammfleisch ist mit rund 80 Milligramm L-Carnitin pro 100 Gramm einer der besten Lieferanten für diesen wichtigen Kalorienkiller. Lammfleisch kurbelt für Sie den Fettstoffwechsel an. Außerdem enthalten die meisten Teile vom Lamm reichlich Protein, aber nur wenig Fett. Der Trainingseffekt der sportlichen Aktivität kann also durch ein zartes Lammfilet oder ein saftiges Lammgulasch gesteigert werden.

Eine Reihe von Studien und Untersuchungen zeigen, dass es bei einer optimalen Versorgung mit L-Carnitin zu einer besseren Fettverbrennung kommt. Diese kann um satte 10 bis 15 Prozent gesteigert werden. Wichtig ist, dass sportliche Aktivität und L-Carnitin kombiniert werden müssen, denn L-Carnitin allein kann nur die Thermogenese steigern. Eine aktuelle Studie zeigt, dass die Kombination von L-Carnitin mit Omega-3-Fettsäuren besonders gut wirkt.

L-Carnitin – für mehr sportliche Leistung

L-Carnitin steht schon seit einigen Jahren im Mittelpunkt wissenschaftlicher Untersuchungen. Es handelt sich um eine Substanz, die im Körper aus Lysin und Methionin gebildet wird. Außerdem wird der Bedarf vor allem durch den Verzehr von roten Fleischsorten gedeckt. Lamm- und Schaffleisch sind besonders gute Lieferanten. L-Carnitin spielt eine wichtige Rolle für das Herz-Kreislauf-System und trägt zu einem reibungslosen Energie- und Fettstoffwechsel bei. Als Aktivator der Fettverbrennung greift es in den Fettstoffwechsel ein und sorgt in der Leber für eine erhöhte Fettstoffwechselrate. L-Carnitin ist das Transportmittel, das die Fettsäuren in die Kraftwerke der Zellen, die Mitochondrien, befördert.

Eine Wunderwaffe ist L-Carnitin jedoch nicht. Wissenschaftlichen Studien zufolge wirkt L-Carnitin vor allem in Verbindung mit körperlicher Aktivität und einer Veränderung der Ernährungsgewohnheiten. Die Einnahme von L-Carnitin-Präparaten ist dann hilfreich, wenn dem Körper nicht ausreichend zur Verfügung steht, zum Beispiel weil man sich vegetarisch ernähren möchte oder eine fleisch- und fettarme Diät einhält.

In Studien konnte nachgewiesen werden, dass L-Carnitin einen großen Einfluss auf die sportliche Leistungsfähigkeit ausübt. Es fördert demnach neben der Fettsäureverbrennung die Leistungsfähigkeit, indem es die Sauerstoffaufnahmekapazität maximiert und die Anreicherung von Laktat im Muskelgewebe hemmt.

Magnesium – stärkt Herz, Muskeln und Nerven

Der Mineralstoff Magnesium ist an der Mineralisierung von Zähnen und Knochen beteiligt und beeinflusst die Muskel- und Nervenreizfähigkeit. Das meiste Magnesium (ca. 60 Prozent) ist im Skelett gespeichert, etwa 30 Prozent finden sich in der Muskulatur. Magnesium ist an über 300 Stoffwechselreaktionen beteiligt und spielt unter anderem eine wichtige Rolle im Fettstoffwechsel sowie bei der Zellteilung.

Eine ausreichende Versorgung mit Magnesium gewährleistet also eine optimale Fettverbrennung. Auch Hormone, wie beispielsweise das Wachstumshormon (siehe Seite 32), das in den Fettstoffwechsel eingreift, sind auf Magnesium als Kofaktor angewiesen und können nur in Anwesenheit von Magnesium ihre spezifischen Stoffwechselfunktionen erfüllen.

Gleichzeitig ist Magnesium an der Muskelkontraktion beteiligt und unterstützt bei sportlichen Aktivitäten eine optimale Funktion der gesamten Körpermuskulatur.

MAGNESIUM

Ernährungsfachleute empfehlen eine tägliche Magnesiumaufnahme von 350 Milligramm für Männer und 300 Milligramm für Frauen. Gute Magnesiumquellen sind Vollkorngetreideprodukte, Kartoffeln und viele Gemüsesorten, Milch und Milchprodukte, Fische, Geflügel und Leber sowie Sojabohnen, Beerenobst, Bananen und Orangen.

Eine Unterversorgung mit Magnesium bleibt häufig unentdeckt. Die Symptome sind vielfältig und werden häufig auf andere Ursachen zurückgeführt. Bei hohen Schweißverlusten durch starke sportliche Belastung oder schwere körperliche Arbeit, bei Migräne, Bluthochdruck und Herzkrankheiten oder bei Diabetes mellitus kann es zu einer Unterversorgung kommen. Auch durch die Einnahme von Medikamenten, die die Ausscheidung von Wasser fördern (Diuretika), oder der »Pille« kann es erforderlich sein, Magnesium als Nahrungsergänzungsmittel einzunehmen.

MCT-Fette – Fett als Kalorienkiller?

MCT-Fette (medium chain triglycerides) sind Fette, deren Fettsäuren eine mittlere Kettenlänge aufweisen. Sie werden vom Darm leichter aufgenommen als andere Fette und direkt in die Leber transportiert, wo sie sofort verbrannt werden. Im Gegensatz zu anderen Fetten werden sie praktisch nicht in die Fettzellen eingelagert. In einer Studie an der Karlsuniversität Prag konnte nachgewiesen werden, dass der Konsum von MCT-Fetten den Energiebedarf – ähnlich wie Bewegung – erhöht. Der Energiebedarf steigt durch den Austausch von normalen Fetten durch MCT-Fette um durchschnittlich 135 Kilokalorien. Das entspricht fast 50 000 Kilokalorien zusätzlichem Energiebedarf in einem Jahr.

Eine Wirkung der MCT-Fette stellt sich allerdings nur ein, wenn sie gegen andere Fette ausgetauscht und nicht zusätzlich gegessen werden. Bodybuilder machen sich übrigens den Kalorienkiller-Effekt von MCT-Fetten schon seit Längerem zu Nutze.

POSITIVE EFFEKTE VON MCT-FETTEN

1. Geringerer Brennwert: MCT-Fette enthalten rund 10 Prozent weniger Kalorien als herkömmliche Nahrungsfette.
2. Sofortige Verbrennung: MCT-Fette werden nicht in die Fettzellen eingelagert, sondern sofort verwertet.
3. Thermogenese: MCT-Fette fördern die Wärmebildung des Körpers und erhöhen dadurch den Kalorienbedarf.

4. Sattmacher: MCT-Fette haben einen ausgeprägt sättigenden Effekt.
5. Kein Jo-Jo-Effekt: MCT-Fette verhindern für mindestens 14 Tage den Rückgang des Ruheumsatzes bei einer Reduktionsdiät.
6. Ausscheidung: MCT-Fette scheinen die Ausscheidung von Fettabbau-Produkten über den Urin zu fördern.

Da MCT-Fette in Lebensmitteln nur in geringer Menge vorkommen, werden für die Diätetik spezielle Koch- und Streichfette hergestellt, die im Reformhaus erhältlich sind. Die Aufnahmemenge an MCT-Fetten, die erforderlich ist, um Kalorienkiller-Effekte zu erzielen, liegt bei 30 bis 60 Gramm täglich.

Niedriger glykämischer Index – schlanke Kohlenhydrate

Der glykämische Index (auch GLYC, GX oder GI) gibt an, wie der Verzehr eines kohlenhydrathaltigen Lebensmittels auf den Blutzuckerspiegel wirkt.

Je höher der Wert ist, desto schneller steigt der Blutzuckerspiegel an, und reichlich Insulin wird ausgeschüttet. Die Fettverbrennung wird gebremst und weitere Hungerattacken ausgelöst.

Traubenzucker (Glukose) gilt häufig als Referenz-Kohlenhydrat und erhält als glykämischen Index den Wert 100. Einen besonders niedrigen Glyx weisen Hülsenfrüchte, Nüsse, Gemüse und Obst auf, Weißmehlprodukte haben einen hohen Glyx; Lebensmittel, die keine Kohlenhydrate enthalten, haben auch keinen glykämischen Index.

Bei der Verwendung von Tabellen aus dem Internet ist Vorsicht geboten. Vor allem in amerikanischen Tabellen wird häufig Weißbrot mit einem Referenzwert von 100 belegt, in europäischen Tabellen hat Weißbrot den glykämischen Index 70.

Der glykämische Index wird durch eine Vielzahl von Faktoren beeinflusst.

Der Glyx ist besonders niedrig bei ballaststoffreichen Mahlzeiten, die außerdem hochwertiges Fett (siehe Seite 75) und Proteine enthalten.

Durch industrielle Verarbeitung von Lebensmitteln, durch Kochen, starkes Zerkauen und den reichlichen Genuss von Getränken zu den Mahlzeiten steigt der glykämische Index. Idealerweise sollte der Glyx zur Gewichtsreduktion möglichst gering sein. Das gewährleisten gemischte, vollwertige Mahlzeiten, die nicht nur Kohlenhydrate, sondern auch reichlich Ballaststoffe, Proteine und hochwertige Fette enthalten.

WICHTIG

Seit einiger Zeit ist auch der Begriff glykämische Last (glycemic load, GL) modern geworden, der sich aus dem glykämischen Index und der Portionsgröße ergibt.

Obst – wenige Kalorien bei hohem Nährstoffgehalt

Obst und Gemüse sind gesund – das wissen wir schon lange. Sie liefern viele lebenswichtige Vitamine und Mineralstoffe, die den Stoffwechsel anheizen und die Abwehr stärken. Sie sind reich an sekundären Pflanzenstoffen, die zahlreiche gesundheitliche Wirkungen entfalten und ebenso reich an Ballaststoffen, die verdauungsfördernd wirken und lang anhaltend sättigen. Gleichzeitig sind nahezu alle Obst- und Gemüsesorten wahre Flüssigkeitsspender bei einem Minimum an Kalorien. Sie tragen rundum zu einer gesunden Ernährungsweise bei. Einige Obstsorten greifen auch direkt in den Energiehaushalt des Körpers ein und unterstützen damit die Stoffwechselfunktionen im Körper. Bananen und Äpfel können durch ihren hohen Gehalt an Ballaststoffen Nahrungs-Cholesterin binden und die Fettverdauung fördern. Besonders Johannisbeeren, Stachelbeeren und Zitrusfrüchte enthalten viel Vitamin C, das unser Immunsystem in Schwung bringt und als Bestandteil vieler Enzyme die Fettverbrennung in den Zellen ankurbelt (siehe Seite 77).

Omega-3-Fettsäuren – herzgesunde Fette aus dem Meer

Omega-3-Fettsäuren sind ungesättigte Fettsäuren, die vorrangig in tierischen Lebensmitteln vorkommen. In erster Linie enthalten Fettfische wie Lachs, Makrele, Hering oder Thunfisch diese wertvollen Inhaltsstoffe. Ihr Verzehr geht mit zahlreichen gesundheitlichen Wirkungen einher.

So wurde für sie in zahlreichen wissenschaftlichen Studien eine herzschützende Wirkung belegt.

Sie senken den Cholesterinspiegel und beugen kardiovaskulären Erkrankungen (also Erkrankungen des Herz-Kreislauf-Systems) wie Arteriosklerose, Schlaganfall und Herzinfarkt vor.

Omega-3-Fettsäuren, zu denen beispielsweise die Eicosapentaensäure und die Docosahexaensäure gehören, spielen auch eine entscheidende Rolle für den Fettstoffwechsel.

Mediziner setzen Omega-3-Fettsäuren schon seit Jahrzehnten ein, denn mit ihnen können die Blutfettwerte gesenkt werden. Sie dienen der Energiegewinnung, transportieren ungünstige Fette aus den Zellen in die Leber, wo sie verstoffwechselt werden, und gewährleisten eine ausreichende Produktion von Gallensauren, die für die Fettverbrennung unentbehrlich sind.

Zudem sind Omega-3-Fettsäuren in der Lage, die Wirkung von Insulin besser auszunutzen, sodass weniger Insulin benötigt wird; und weniger Insulin bedeutet weniger Hunger.

Damit ist klar: Wer abnehmen möchte, sollte weniger Fleisch, dafür aber mehr Fisch in seinen Speiseplan einbauen.

Damit wird gleichzeitig für eine ausreichende Aufnahme des essenziellen Spurenelements Jod gesorgt, das den Stoffwechsel und die Wärmeproduktion anheizt (siehe Seite 43).

Zudem enthält Fisch wertvolle Eiweiße, die der Körper zum Aufbau der Muskeln und zum Abbau des Depotfetts benötigt (siehe Seite 62).

Paprika – Vitamin-C-Bombe aus Mittelamerika

Paprikaschoten enthalten eine Vielzahl von günstigen Inhaltsstoffen. Sie enthalten besonders viel Vitamin C und kurbeln damit die Fettverbrennung in den Zellen an, stärken das Immunsystem und beschleunigen das Ausschleusen schädlicher Substanzen im Körper. Zudem enthalten sie viel Vitamin E und sorgen damit für die antioxidative Abwehr. Paprikaschoten gibt es in vielen unterschiedlichen Formen und verschiedenen Farben. Sie unterscheiden sich hinsichtlich ihres Geschmacks, kaum aber in ihren Inhaltsstoffen. Paprika enthalten zahlreiche sekundäre Pflanzenstoffe, die auf die Stoffwechselaktivität Einfluss nehmen. Die scharfen Verwandten der Paprika – die kleineren Chilischoten – enthalten unter anderem Capsaicine, die den Energieverbrauch erhöhen und damit die Kalorienverbrennung vorantreiben (siehe Seite 28).

Mithilfe ihrer wertvollen Inhaltsstoffe regen Paprika die Magensaftbildung an, hemmen Gärungsprozesse im Darm und entkrampfen den Verdauungstrakt. Damit unterstützen sie eine Gewichtsreduktion auf natürliche Weise und helfen dem Körper, gesund abzunehmen.

Protein – schlank und satt mit Eiweiß

Protein ist in den vergangenen Jahren der am wenigsten beachtete Nährstoff gewesen. Dabei haben gerade Proteine und ihre Bausteine, die Aminosäuren, ein besonders hohes Potenzial, als Kalorienkiller zu wirken. Zum Beispiel haben Proteine, ähnlich wie Ballaststoffe, eine herausragende Sättigungswirkung und verhindern den Jo-Jo-Effekt. Eine proteinreiche Reduktionskost enthält mindestens 1 Gramm Protein pro Körperkilogramm – also bei einem Gewicht von 80 Kilogramm 80 Gramm Protein täglich. Beim europäischen Adipositas-Kongress in Helsinki präsentierte ein bekanntes Forscherteam eine Studie, die zeigte, dass Protein einen der Schlüssel für weniger Körperfett darstellt. Sie unterteilten Übergewichtige in zwei Gruppen. Beide Gruppen erhielten eine Reduktionskost – eine Gruppe zusätzlich fettfreies Protein. Obwohl diese Gruppe Kalorien in Form von Protein zusätzlich bekam, nahm sie mehr Körpergewicht in Form von Körperfett ab.

Proteine bestehen aus Aminosäuren, und einige davon sind in der Lage, die Fettverbrennung deutlich zu fördern (siehe Seite 33). Besonders eindeutig zeigt sich der Effekt von Proteinen beim proteinmodifizierten Fasten. Wissenschaftler stellten fest, dass mehr Körperfett abgebaut wird, wenn dem Körper eine gewisse Menge Proteine zugeführt wird, als wenn er überhaupt keine Kalorien bekommt.

Außerdem hat Protein die höchste spezifisch dynamische Wirkung der Nährstoffe. Ein gewisser Teil der aufgenommenen Kalorien wird vom Körper verbraucht, um die zugeführten Nahrungsmittel zu verwerten. Diese Stoffwechselsteigerung beträgt bei Eiweiß etwa 30 Prozent, das heißt: 30 Prozent der aufgenommenen Kalorien verbraucht der Körper schon dafür, das Eiweiß im Stoffwechsel zu verarbeiten. Für Fette liegt dieser Wert nur bei etwa 3 Prozent, für Kohlenhydrate bei 6 Prozent. Proteine verbrauchen also im Stoffwechsel etwa zehnmal mehr Energie als Fett.

KALORIENKILLER PROTEIN

Währen Sie von den Eiweißlieferanten die fettarmen Sorten aus: Magerquark und Harzer Käse, magere Schnitzel und Filets vom Rind, Schwein und Geflügel, Tofu und magerer Seefisch.

Pyruvat – mehr Leistungsfähigkeit für die Muskeln

Pyruvat ist ein Produkt des Stoffwechsels und nimmt eine bedeutende Schlüsselfunktion in der Energieversorgung unseres Körpers ein. Pyruvat entsteht nicht nur während des Verdauungsvorgangs im menschlichen Körper, sondern kommt in natürlicher Form auch in zahlreichen Nahrungsmitteln vor. Dazu gehören unter anderem Äpfel, Käse, Bier und Rotwein.

Zahlreiche Forschungsergebnisse deuten darauf hin, dass Pyruvat einen Einfluss auf die Fettverbrennung ausübt und die sportliche Leistung fördert. Demnach verbraucht es die Energie, die im Körperfett gespeichert ist, und steigert die Glykolyse im Muskelgewebe um ein Vielfaches. Es verbessert den Transport von Proteinen und Glukose in die Muskelzellen und fördert damit gezielt die sportliche Leistungsfähigkeit.

Amerikanische Wissenschaftler haben in verschiedenen Studien die Wirkung von Pyruvat untersucht. Dabei stellten sie fest, dass Übergewichtige, die täglich 30 Milligramm Pyruvat aufnahmen, im Vergleich zu einer Kontrollgruppe, die kein Pyruvat einnahm, durchschnittlich 37 Prozent mehr Gewicht und davon 48 Prozent mehr Fett verloren. In einer parallel angelegten Studie nahmen Versuchsteilnehmer nach Ablauf einer Diät mit Pyruvat viel weniger zu (bis zu 55 Prozent) als die Teilnehmer ohne Pyruvat.

Quellstoffe – kein überflüssiger Ballast

Wer kennt diese Problematik nicht: Eben haben Sie ein Stück Kuchen gegessen – und nach einer halben Stunde meldet sich der knurrende Magen schon wieder. Kuchen wird aus hellem Mehl gebacken und enthält kaum oder nur sehr wenige Ballaststoffe. Durch den Anstieg des Blutzuckerspiegels wird der Bauchspeicheldrüse signalisiert, dass Insulin notwendig ist. Rasch sorgt das Insulin für die Aufnahme der Glukose in die Zellen. Diese Vorgänge sind so schnell erledigt, dass im Blut noch immer jede Menge Insulin herumschwimmt, der Blutzuckerspiegel wieder absinkt und dem Körper meldet: »Nachschub notwendig!«

WICHTIG

Ballaststoffe galten lange als unnötig, da sie den Magen-Darm-Trakt unverändert passieren. Auch wenn man es heute besser weiß: Der Name ist geblieben.

Ballaststoffe können diesem Kreislauf wirksam entgegensteuern, denn sie sorgen für eine lang anhaltende Sättigung, der schnelle Blutzuckeranstieg und die damit verbundene hohe Insulinausschüttung wird verhindert. Chemisch gesehen gehören Ballaststoffe zur Klasse der Kohlenhydrate. Aufgrund ihrer Struktur werden sie jedoch nicht resorbiert, sondern passieren den Verdauungstrakt unverändert. Im Dickdarm des Menschen dienen die

Ballaststoffe den dort lebenden Mikroorganismen als Nahrung. Bei Darminfektionen tragen sie sogar zur Sanierung der Darmflora bei und fördern den Heilungsprozess. 50 Gramm Ballaststoffe binden bis zu 300 Gramm Wasser. Das erhöht das Volumen der Nahrung, was zur Sättigung beiträgt und für einen geregelten Stuhlgang sorgt. Wasserunlösliche Ballaststoffe (z. B. Zellulose) wirken bei manchen Menschen blähend. Wesentlich besser verträglich sind die wasserlöslichen Quellstoffe (z. B. Inulin, Oligofruktose oder Pektin).

WAS BALLASTSTOFFE NOCH KÖNNEN

Eine ballaststoffreiche Ernährung senkt den Cholesterinspiegel und hilft, giftige Substanzen schneller aus dem Körper auszuscheiden. Durch die kürzere Kontaktzeit können sie im Darm weniger Schäden anrichten.

Ballaststoffe kommen natürlicherweise in hohen Mengen in Vollkornprodukten, Gemüse und verschiedenen Obstsorten vor. Vor allem Hülsenfrüchte wie Erbsen und Bohnen, Trockenobst oder auch Nüsse sowie Sonnenblumen- und Kürbiskerne sind gute Quellen für Ballaststoffe. In Deutschland wird eine tägliche Aufnahme von mindestens 30 Gramm empfohlen. Um einen optimalen Kalorienkiller-Effekt zu erzielen, sollten Sie jedoch 40 bis 50 Gramm täglich essen. Inulin und Oligofruktose werden aus Zichorienwurzeln oder Topinambur gewonnen und sind im Reformhaus erhältlich. Mit diesen »Hilfsmitteln« können Sie problemlos die täglich aufgenommene Menge von Ballaststoffen erhöhen.

Resistente Stärke – Freispruch für den Kartoffelsalat

In Kartoffeln und Bananen kommt ein besonderer Ballaststoff vor: resistente Stärke. Also eine Stärke, die im Gegensatz zu der in gebackenem Mehl, gekochtem Reis oder Nudeln sowie Haferflocken vom menschlichen Verdauungstrakt nicht verwertet werden kann. Dadurch kann die resistente Stärke nicht in ihre Bestandteile zerteilt werden, gelangt praktisch unverdaut in den Dickdarm und verlässt den Körper schließlich mit dem Stuhlgang. Reich an resistenter Stärke sind unreife Bananen sowie Kartoffeln und Nudeln, die nach dem Kochen abgekühlt werden. Wenn Sie also einen Kartoffelsalat aus am Tag zuvor gekochten Kartoffeln zubereiten, haben Sie ihn kalorisch bereits entschärft. Machen Sie diesen Vorteil aber möglichst nicht durch eine fettige Mayonnaisensauce zunichte.

Auch unreife Bananen sind reich an resistenter Stärke. Daher sättigen Bananen im Gegensatz zu anderen Obstsorten besonders gut.

Seelachs – Slimfood aus dem Meer

Seelachs enthält die kalorienkillenden Aminosäuren (siehe Seite 33) in einem besonders günstigen Verhältnis und bietet für die Muskelarbeit unentbehrlich hochwertige Proteine (siehe Seite 62). Schon mit 100 Gramm Seelachs wird der tägliche Bedarf an Jod gedeckt (siehe Seite 43). Seelachs ist außerdem fast fettfrei.

Jod ist ein essenzielles Spurenelement und Bestandteil der in der Schilddrüse produzierten Hormone Thyroxin und Trijodthyronin. Diese Hormone beeinflussen die Wärmeproduktion und den Stoffwechsel des Körpers. Eine Jodunterversorgung ist mit einer unzureichenden Produktion dieser Hormone verbunden. Dies reduziert wiederum die Stoffwechselaktivität und den Energieumsatz – der Energieverbrauch des Körpers wird gesenkt. Äußeres Merkmal eines Jodmangels ist häufig ein Jodmangelstruma, im Volksmund auch Kropf genannt.

Protein ist in den vergangenen Jahren der am wenigsten beachtete Nährstoff gewesen. Dabei haben gerade Proteine und ihre Bausteine, die Aminosäuren, ein besonders hohes Potenzial, als Kalorienkiller zu wirken.

Proteine bestehen aus Aminosäuren, und einige davon sind in der Lage, die Fettverbrennung deutlich zu fördern (siehe Seite 33). Besonders eindeutig zeigt sich der Effekt von Proteinen beim proteinmodifizierten Fasten. Wissenschaftler stellten fest, dass mehr Körperfett abgebaut wird, wenn dem Körper eine gewisse Menge Proteine zugeführt wird, als wenn er überhaupt keine Kalorien bekommt.

Sibutramin – weniger Appetit auf Rezept

Sibutramin beeinflusst die Verfügbarkeit der Botenstoffe Serotonin und Noradrenalin und hemmt damit den Appetit. Die Substanz, die in einem Medikament enthalten ist, wirkt daher als pharmakologischer Kalorienkiller, denn Kalorien, die nicht aufgenommen werden, machen auch nicht dick. Sibutramin erhöht die Thermogenese und damit den Kalorienbedarf. Studien zeigen, dass die Patienten ihr Körpergewicht um 5 bis 10 Prozent durch die Einnahme von Sibutramin und die Einhaltung einer Reduktionskost und Bewegungstherapie senken konnten. Sibutramin gibt es als verschreibungspflichtiges Medikament, das wegen eventuell auftretender Nebenwirkungen nur unter ärztlicher Kontrolle eingesetzt werden darf.

Süßstoffe – kalorienfreie Helfer

Süßstoffe sind Substanzen, die auf der Zunge ähnliche Prozesse auslösen wie Zucker und die daher als süß schmeckend empfunden werden. Die Geschmacksrichtung süß ist die erste, die der Mensch als Säugling positiv wahrnimmt, und diese Vorliebe bleibt auch beim Erwachsenen besonders ausgeprägt.

Zucker enthält mit 4 Kilokalorien pro Gramm relativ viel Energie, die durchaus auch zu B(a)uche schlagen kann.

Süßstoffe hingegen sind kalorienfrei oder extrem kalorienarm. Sie beeinflussen daher auch nicht den Blutzucker- und damit den Insulinspiegel und die Hunger-Sättigungs-Regulation. Es ist inzwischen wissenschaftlich eindeutig nachgewiesen, dass Süßstoffe keinen Appetit auslösen.

Zugelassen sind die Süßstoffe Acesulfam K, Aspartam (schmeckt besonders gut), Neohesperidin DC, Thaumatin, Saccharin, Cyclamat und Sucralose.

Süßstoffe sind bis zu 3000-mal süßer als Zucker. Wer täglich seinen Kaffee oder Tee mit Süßstoff statt Zucker süßt und auf zuckergesüßte Softdrinks zugunsten von Light-Limonade oder Light-Cola mit Süßstoff verzichtet, spart in einem Jahr bis zu 60 000 Kilokalorien ein. Das entspricht immerhin dem Kaloriengehalt von 15 Kilogramm Buttercremetorte.

Verwenden Sie, um Zucker einzusparen und den Insulinspiegel nicht zu belasten, flüssigen Süßstoff für Kompott, Obstsalat, Soßen oder Kuchenteig und Süßstoff in Tablettenform zum Süßen von Kaffee und Tee. Süßstofftabletten gibt es auch in praktischen Mini-Spendern im Handtaschenformat. So können Sie auch unterwegs Ihre Getränke kalorienfrei süßen.

LEICHT ZU VERWECHSELN

Sorbit, Xylit, Mannit, Isomalt, Maltit und Lactit sind Zuckeraustauschstoffe, die in etwa die halbe Menge an Kalorien enthalten wie Zucker. Außerdem kann ein übermäßiger Verzehr zu Blähungen und Durchfall führen.

Taurin – unentbehrlich für den Fettabbau

Taurin ist biochemisch gesehen eng mit den Aminosäuren verwandt. Es ist ein Abbauprodukt der Aminosäuren Cystein und Methionin. Taurin spielt eine große Rolle bei der Konjugation von Gallensäuren, die für den Fettabbau unentbehrlich sind. Durch Gallensäure werden die Triglyzeride so verändert, dass das Enzym Lipase, das die Fette abbaut, besser angreifen kann.

Fehlt dem Körper Taurin, werden Gallensäuren unzureichend produziert, wodurch der Fettabbau erheblich beeinträchtigt wird. Damit wird eine Gewichtsabnahme erschwert. Daher sollten Sie bei der Essensplanung darauf achten, hochwertiges Eiweiß in Form von Fisch, Hülsenfrüchten und magerem Fleisch zu verzehren, um Ihrem Stoffwechsel Taurin in ausreichendem Maß zur Verfügung zu stellen.

Tee – trinken Sie sich schlank

Tee als Kalorienkiller?

Hin und wieder wird behauptet, verschiedene Teeinhaltsstoffe wie Vitamin C und B-Vitamine, Gerbstoffe, Alkaloide, Bitterstoffe oder auch Flavonoide seien als fettschmelzende Wirksubstanzen geeignet.

Die Inhaltsstoffe, darunter vor allem die Alkaloide Koffein und Thein, sollen das sympathische Nervensystem aktivieren und das Speicherfett mobilisieren, also die Fettverdauung ankurbeln.

Für einige Substanzen konnte tatsächlich eine Aktivierung der sympathischen Nervenfasern, also eine Ankurbelung der Fettverbrennung, nachgewiesen werden.

Verschiedene Studien weisen darauf hin, dass Tee, insbesondere grüner Tee sowie Matetee, eine Rolle bei der Fettverbrennung spielen.

Einer Schweizer Studie zufolge fördert grüner Tee die Verbrennung von vorhandenem Fettgewebe, indem die Umwandlung von Nahrungsenergie in Körperwärme angeregt wird.

Derartige Substanzen werden als thermogen bezeichnet, sie erhöhen die Stoffwechselrate des Körpers und verbrennen zusätzliche Kalorien.

Zusätzlich wirkt grüner Tee antioxidativ, antimikrobiell sowie gefäßstärkend und trägt somit zu einer gesunden Ernährungsweise bei.

TEEZUBEREITUNG

Grüner Tee:
Pro Tasse überbrüht man einen Teelöffel Teeblätter mit kochendem Wasser und gießt den ersten Aufguss sofort weg. Danach brüht man den Tee erneut auf und lässt ihn 1 bis 2 Minuten ziehen.

Matetee:
Die traditionelle Zubereitung von Matetee ist zeitaufwendig. Einfacher ist es, das aufgekochte Wasser etwa 10 Minuten abkühlen zu lassen, über 1 bis 2 Teelöffel Teeblätter pro Tasse zu gießen und 3 bis 5 Minuten ziehen zu lassen.

Ungesättigte Fettsäuren – die »guten« Fette

Wir hören und lesen es fast jeden Tag: Ungesättigte Fettsäuren sind gesund. Aber wozu braucht unser Körper diese Fettsäuren eigentlich? Fettsäuren sind Bestandteile der Fette. Ungesättigte Fettsäuren weisen zwischen den vorhandenen Kohlenstoffatomen eine oder mehrere Doppelbindungen auf, bei den gesättigten Fettsäuren sind die Kohlenstoffatome durch Einfachbindungen miteinander verbunden. Ungesättigte Fettsäuren sind Ausgangssubstanz für hormonähnliche Botenstoffe, die Eicosanoide, die im Körper vielfältige Funktionen übernehmen. So sind sie an der Kontraktion der glatten Muskulatur, an Entzündungsprozessen, an der Entstehung von Schmerz und Fieber oder an der Blutgerinnung beteiligt. Ungesättigte Fettsäuren gehören somit zu den erwünschten Fetten und sind vor allem in pflanzlichen Ölen, Nüssen und Fisch enthalten. Sie sorgen für einen niedrigen Cholesterinspiegel, helfen, die fettlöslichen Vitamine in die Körperzellen zu transportieren, sind am Aufbau der Zellmembranen und an der Energiegewinnung beteiligt. Außerdem hemmen sie die Ausbildung einer Insulinresistenz. Gesättigte Fettsäuren sind überwiegend in tierischen Fetten wie zum Beispiel in Fleisch und Wurstwaren, Schmalz, Butter und Sahne zu finden. Sie erhöhen den Cholesterinspiegel, setzen sich in den Gefäßen ab und behindern den Blutdurchfluss, lagern sich in der Leber ab und beeinträchtigen die Herzfunktion. Für eine optimale Leistungsfähigkeit sowie zur Gewichtsabnahme sind ungesättigte Fettsäuren unentbehrlich.

Vanille – für die süßen Momente

Vanille wirkt zwar nur indirekt, aber dafür umso wirkungsvoller als Kalorienkiller. Das aromatische Gewürz greift nicht in die Thermogenese oder in die Insulinwirkung ein. Trotzdem ist Vanille in der Lage, eine Reduktionsdiät wirkungsvoll zu unterstützen und einen echten Kalorienkiller-Effekt zu entfalten. Vanille ist nach Safran das zweitteuerste Gewürz der Welt, und für Menschen, die einen übertriebenen Schokoladenhunger und eine extreme Affinität zu Süßigkeiten haben, bietet sie ungeahnte Chancen. Studien zeigen, das »Schokoholics«, wenn sie Vanilleduft und Vanillegeschmack wahrnehmen, weniger Süßigkeiten verzehren. Vor diesem Hintergrund ist Vanille als Parfum und Zutat von Speisen ein echter Kalorienkiller, denn jede nicht gegessene Schokolade ist ein Gewinn für die Figur. Eine Tafel Schokolade enthält 500 bis 600 Kilokalorien, und Menschen, die täglich eine davon brauchen, können im Jahr mindestens 180 000 Kilokalorien einsparen. Das entspricht einer potenziellen Gewichtsabnahme von 26 Kilogramm.

Um sich den Kalorienspareffekt von Vanille zunutze zu machen, enthalten auch viele Diätprodukte die duftende »Königin der Gewürze« als Geschmacksstoff, dabei ist echtes Vanillemark den Aromastoffen, die häufig verwendet werden, weit überlegen.

Vitamin C – erleichtert den Fettabbau

Mit Hilfe von Vitamin C (Ascorbinsäure) produziert der Körper das für eine optimale Fettverbrennung wichtige Hormon Noradrenalin. Dieser Botenstoff hilft dabei, das Fett aus den Fettzellen herauszulösen. So kann der Organismus einfach auf das gespeicherte Fett zur Energiegewinnung zurückgreifen. Vitamin C ist unentbehrlich für die Collagenherstellung und hat damit auch einen Einfluss auf die Festigkeit des Gewebes. Außerdem steuert es zusammen mit den Vitaminen B6 und Niacin die Produktion von L-Carnitin, das für die Fettverbrennung in der Muskulatur benötigt wird.

Der Vitamin-C-Spiegel steigt bei Stress-Situationen an, und der Abbau von Körperfett stellt eine solche für den menschlichen Organismus dar. Außerdem werden durch die vermehrte Urinproduktion im Rahmen einer Gewichtsreduktion verstärkt wasserlösliche Substanzen ausgeschieden, zu denen Vitamin C gehört.

Vitamin C ist reichlich in heimischen Beerenfrüchten, Zitrusfrüchten und vielen Gemüsesorten enthalten. Ascorbinsäure ist sehr lichtempfindlich und wird auch durch Hitzeeinwirkung zerstört. Außerdem ist sie wasserlöslich. Je länger ein Lebensmittel gelagert, verarbeitet oder gegart wird, desto mehr nimmt der Vitamin-C-Gehalt also ab.

Vitamin-C-Bomben helfen beim Abnehmen	
	Vitamin-C-Gehalt in mg pro 100 g
Hagebutte	1250
Sanddornbeeren	450
Pfefferschote	200
Schwarze Johannisbeeren	189
Petersilie	166
Paprikaschoten	140
Brokkoli	115
Rosenkohl	112
Grünkohl	105

Wasser – kalorienfreier Schlankmacher

Wasser macht schlank. Logisch, denn Wasser ist völlig kalorienfrei. Interessant ist aber, dass Wasser, wenn es kalt ist, den Energieverbrauch im menschlichen Körper deutlich erhöht. Ein Team von Wissenschaftlern der Berliner Universitätsklinik Charité konnte vor kurzer Zeit eindeutig nachweisen, dass Wasser wirklich schlank macht, indem es den Stoffwechsel, genauer gesagt die Thermogenese, ankurbelt. Wer pro Tag 2 Liter Wasser trinkt, verbraucht rund 100 Kilokalorien extra. Besonders gut ist der Effekt, wenn das Wasser kalt ist, denn dann muss der Körper reichlich Wärme produzieren. Dabei werden wiederum Kalorien verbrannt und die lästigen Fettreserven abgebaut. Wasser füllt zudem den Magen und wirkt so als Hungerbremse. Im Rahmen einer Reduktionskost ist es außerdem wichtig, den Nieren die Möglichkeit zu geben, die beim Fettgewebsabbau anfallenden Substanzen rasch auszuscheiden.

Optimal ist kohlensäurehaltiges, kalziumreiches (siehe Seite 45) Mineralwasser. Die Kohlensäure signalisiert den Sättigungsrezeptoren, dass der Magen ausreichend gefüllt ist, und regt den Kreislauf an.

Trinken Sie zwischen Frühstück, Mittag- und Abendessen mindestens 1,5 Liter kaltes Mineralwasser. Wenn Ihnen der Geschmack zu fade erscheint, können Sie durch Zitronensaft, Zimt und Süßstoff Abhilfe schaffen.

Weniger Fett – Plädoyer für kleinere Fleischportionen

Im Grunde weiß es jeder: Übermäßiger Verzehr von tierischen Fetten in Form von Fleisch und Fleischprodukten liefert dem Körper eine zu große Anzahl Kalorien, zu wenig hochwertige Fette, Mineralstoffe, Vitamine und bioaktive Substanzen.

Was zu tun ist, liegt auf der Hand: Weniger Fleisch, mehr Gemüse und Obst und mehr Vollkornprodukte. Zweimal wöchentlich sollte Fleisch durch Fisch auf dem Speiseplan ersetzt werden. Das liefert zugleich wertvolle Omega-3-Fettsäuren.

Britische Wissenschaftler fanden jetzt heraus, dass die Gewichtszunahme im Anschluss an eine Reduktionsdiät stark vom Fleischkonsum abhängt. Veganer, Vegetarier und Fischliebhaber nahmen in den Studien nach einer Diät deutlich weniger zu als Menschen, die an ihren (großen) Fleischportionen festhielten. Eine weitere Beobachtung verstärkte diese Vermutung: Die Gruppe mit der geringsten Körpergewichtszunahme stellte ihre Ernährungsweise während des gesamten Untersuchungszeitraum auf eine überwiegend pflanzliche Kost mit wenigen tierischen Nahrungsmitteln um.

Wirkstoff Orlistat

Ein verschreibungspflichtiges Medikament, das bei großem Übergewicht unter ärztlicher Aufsicht eingesetzt werden kann, enthält den Wirkstoff Orlistat. Das ist ein Enzymhemmer, der die fettspaltende Lipase in ihrer Wirkung bremst. Dadurch kann rund ein Drittel der aufgenommenen Fettmenge vom menschlichen Verdauungstrakt nicht resorbiert werden. Das unverdaute Fett wird mit dem Stuhlgang ausgeschieden. Daher ist Orlistat auch ein extrem guter Kalorienkiller, denn Fett hat mit 9 Kilokalorien mehr als doppelt so viel Energie wie Kohlenhydrate und Proteine – diese beiden haben je 4 Kilokalorien pro Gramm.

VERSTECKTE FETTE

Nicht nur in Speckschwarten und »durchwachsenen« Fleischstücken sind reichliche Mengen Fett enthalten. Salami enthält beispielsweise 32 Gramm Fett, Leberwurst durchschnittlich 30 Gramm Fett und eine Currywurst etwa 25 Gramm Fett pro 100 Gramm.

Yams und Yohimbe – afrikanische Kalorienkiller

Yams ist eine in den Tropen beheimatete Kletterpflanze, deren knollenähnliche Wurzeln aufgrund ihres Stärkegehaltes wie Kartoffeln verwendet werden. Sie sehen aus wie die länglichen Süßkartoffeln, sind aber nicht mit ihnen verwandt. Yamswurzeln gehören in Afrika zu den Grundnahrungsmitteln und werden unter anderem in der Naturheilkunde als Anti-Aging-Mittel sowie gegen Wechseljahrsbeschwerden eingesetzt. Die in Yams enthaltene hormonähnliche Substanz Diosgenin ahmt die Wirkungen des menschlichen Geschlechtshormons Progesteron nach und beugt Hitzewallungen vor, stärkt die Knochen und wirkt gegen Krämpfe. Einige Studien weisen darauf hin, dass Yams auch den Verdauungsvorgang unterstützt und damit eine Gewichtsreduzierung erleichtert.

Auch der Yohimbe werden kalorienverbrennende Wirkungen zugesprochen. Verwendet wird die Rinde des in West- und Zentralafrika beheimateten Baumes. Der darin enthaltene Stoff Yohimbin besitzt eine stoffwechselanregende und aphrodisierende Wirkung. Yohimbin besitzt, ähnlich wie das Alkaloid Koffein, zentralnervöse Wirkungen und greift somit in den Stoffwechsel ein. Einige Studien belegten, dass Yohimbin bei Übergewichtigen das Körpergewicht reduzierte. Andere Testergebnisse zeigen, dass mit Yohimbe keine Gewichtsreduzierung erreicht werden kann. Auch hier gilt, dass die Wirkung eines Kalorienkillers alleine nicht reicht, um dauerhaft abzunehmen.

Zeit –
in Ruhe essen

Die Zeit ist ein wichtiger Faktor in der Ernährung und spielt natürlich auch bezüglich der Fettverbrennung eine entscheidende Rolle.

Das Sättigungsgefühl tritt nicht sofort auf, der Verdauungstrakt braucht mindestens 15 Minuten, bis Sättigung wahrgenommen wird.

Wer bis dahin schon die zweite Portion vertilgt hat, belastet sich mit unnötigen Kalorien.

Zimt – senkt den Blutzuckerspiegel

Zimt enthält spezielle sekundäre Pflanzenstoffe, die in der Lage sind, den Blutzuckerspiegel zu senken. In einer US-amerikanischen Studie konnten die Wissenschaftler eindrucksvoll nachweisen, dass bei einer Einnahme von 1 Gramm Zimt pro Tag der Blutzuckerspiegel um rund 30 Prozent sank.

Inzwischen ist die Wirkung von Zimt durch verschiedene nationale Untersuchungen eindeutig bewiesen. Zimt ist gut für Typ-2-Diabetiker, die in der Regel übergewichtig sind, und hilft auch beim Abnehmen, da eine verbesserte Insulinwirkung und eine geringere Insulinresistenz wichtige Voraussetzungen für eine optimale Körperfettreduktion sind. Zimt scheint die Insulinwirkung an den Zellen zu verbessern und so die Blutzuckerregulation zu optimieren. Außerdem senkt Zimt die Blutfettwerte deutlich.

Um die Kalorienkiller-Wirkung zu erreichen, müssen Sie täglich mindestens 1 Gramm Zimt essen, das ist ein halber Teelöffel voll. Denken Sie daran, dass man süße Gerichte wie Kompott, Obstsalat oder Quarkspeisen ideal mit Zimt abschmecken kann. Außerdem passt Zimt auch zu vielen pikanten Fleisch-, Geflügel- und Fischgerichten.

Zink – bringt die Enzyme in Schwung

Zink hat eine Schlüsselrolle im Fett-, Kohlenhydrat- und Proteinstoffwechsel. Zink ist Bestandteil oder Aktivator von mindestens 200 Enzymen, die eine Menge Stoffwechselvorgänge im Organismus steuern. Zink lässt das Insulin besonders gut wirken und hält damit das unerwünschte Dickhormon in Schach. Die Zinkversorgung der Bevölkerung ist nicht ideal, und im Rahmen einer Gewichtsabnahme geht Zink verstärkt über den Urin verloren. Bei diabetischen Übergewichtigen ist dieser Effekt besonders ausgeprägt. Zinkreiche Lebensmittel sind Austern, Innereien wie Leber, Rind-, Schweine- und Geflügelfleisch, Eier, Milch und Käse. Der Mensch verfügt nicht über die Möglichkeit, Zink in größerer Menge zu speichern, sodass eine tägliche ausreichende Zufuhr notwendig ist. Beim gesunden Menschen liegt der Bedarf bei etwa 10 Milligramm. Präparate, in denen die Verbindungen Zinkhistidin oder Zinkorotat enthalten sind, weisen eine besonders gute Verfügbarkeit auf. Zink darf nicht zusammen mit Chrom oder Eisen eingenommen werden.

WICHTIG

In pflanzlichen Lebensmitteln ist sehr wenig Zink enthalten, und diese geringen Mengen werden vom Körper zusätzlich schlechter absorbiert als Zink aus tierischen Lebensmitteln. Veganer und Vegetarier leiden daher häufig unter einem latenten (unentdeckten) Zinkmangel.

Special: Der ideale Kalorienkiller-Tag

Auf den folgenden Seiten finden Sie Vorschläge für Ihre Mahlzeiten.

Dabei handelt es sich um Anregungen, Sie sollen nicht täglich alles verzehren, was aufgelistet ist. Stellen Sie sich die Mahlzeiten nach Ihren Vorlieben zusammen und achten Sie darauf, dass Sie täglich eine reichliche Auswahl Kalorienkiller in Ihren Mahlzeitenplan einbauen (Intelligente Mahlzeitenkonzeption).

Genießen Sie die Mahlzeiten in einer ruhigen und entspannten Atmosphäre!

Frühstück

→ Relativ kohlenhydratreich mit niedrigem glykämischem Index, ausreichend Eiweiß

- Grobkörniges Vollkornbrot oder Knäckebrot (Quell-/Ballaststoffe)
- Diätmargarine (Ungesättigte Fettsäuren) oder MCT-Margarine (MCT-Fette)
- Harzer Käse (Protein, Kalzium)
- Ein Glas Tomatensaft (Chrom) oder anderer Gemüsesaft mit Chili oder Tabasco (Capsaicin)
- Kaffee (Koffein) mit Süßstoff und entrahmter Milch

(Kalzium) oder schwarzer/grüner Tee (Koffein) mit Süßstoff und Zitronensaft (Vitamin C)
- Obst, z. B. Äpfel (Pyruvat), Grapefruit oder Johannisbeeren (Vitamin C, Quell-/Ballaststoffe)

Zwischendurch

→ Möglichst wenige Kalorien, reichlich Flüssigkeit für die Sättigung und die Ausfuhr von Schadstoffen über den Urin

- 1 Liter kaltes kalziumreiches Mineralwasser mit reichlich Kohlensäure und 1 Spritzer Zitronen- oder Limettensaft und etwas Zimt (Wasser, Kalzium, Vitamin C)
- 2 bis 3 Tassen Bittermelonen-Tee

Mittagessen

→ Relativ kohlenhydratreich, gut sättigend, ausreichend Eiweiß

- Rohkostsalat, z. B. aus Tomaten, Gurke, Paprika und Zwiebel, mit Kräutern und scharfen Gewürzen zubereitet (Vitamin C, Kräuter, Capsaicin, Quellstoffe)
- Pellkartoffeln oder eifreie Spaghetti – al dente gekocht (Niedriger glykämischer Index)

- Seelachsfilet oder anderer Seefisch (Omega-3-Fettsäuren, Protein, Essenzielle Aminosäuren, Jod)
- Mageres Lammfleisch (L-Carnitin, Protein)
- Hülsenfrüchte (Taurin, Quellstoffe)
- Brokkoli oder andere intensiv gefärbte Gemüse (Kalzium, Quell-/Ballaststoffe)
- Ab und zu Gemüse oder Salat aus Meeresalgen (Jod)
- Frisches Obst/Obstsalat, z. B. Papaya, nicht zu reife Bananen (Resistente Stärke), Brombeeren oder Himbeeren (Magnesium, Quell-/Ballaststoffe)
- Nach der Mahlzeit 1 Tasse Espresso (Koffein)

Zwischendurch

→ Appetithemmend, praktisch ohne Kalorien, um die Fettverbrennung anzuheizen, reichlich Flüssigkeit, um die entstehenden Abbauprodukte leichter auszuscheiden

- 3 bis 4 Tassen grüner Tee (Koffein) mit Vanillearoma oder frischem Vanillemark und Süßstoff
- 2 Gläser kaltes kalziumreiches Mineralwasser mit 1 Spritzer Zitronen- oder Limettensaft (Wasser, Kalzium, Vitamin C)

Abendessen

→ Reichlich Eiweiß, wenig Kohlenhydrate, damit die nächtliche Fettverbrennung gefördert wird

- Ein großer kohlenhydratarmer Salat z. B. aus Rotkohl, Rettich, Gurke, Blattsalaten, Blumenkohl, Spargel oder Sauerkraut (Quell-/Ballaststoffe) mit einem hochwertigen Pflanzenöl (Ungesättigte Fettsäuren) oder MCT-Öl (MCT-Fette) zubereitet
- Eine Portion Geflügelfleisch, Fisch oder mageres Rind- oder Schweinefleisch (Protein, Essenzielle Aminosäuren, Taurin), ab und zu Leber oder Eigerichte (Chrom, Cholin, Zink), eventuell scharf gewürzt (Capsaicin), z. B. mit Ingwer, nicht jeden Tag Fleisch (Weniger Fett).
- Maximal 10 Gramm Kohlenhydrate aus ballaststoffreichem Obst oder einer halben Scheibe grobem Vollkornbrot oder 2 dünnen Scheiben Knäckebrot (Quell-/Ballaststoffe)
- Nach der Mahlzeit 1 Tasse Espresso, starker Kaffee oder schwarzer Tee (Koffein), eventuell mit entrahmter Milch (Kalzium) und/oder Süßstoff
- Etwa 2-mal pro Woche auf das Abendessen verzichten (Dinner Cancelling)

Vor dem Schlafengehen

→ Reichlich Flüssigkeit für die Sättigung und die Ausfuhr von Schadstoffen über den Urin

- 1 Liter kaltes kalziumreiches Mineralwasser mit reichlich Kohlensäure und 1 Spritzer Zitronen- oder Limettensaft und etwas Zimt (Wasser, Kalzium, Vitamin C)

Alltagsbewegung, Sport und geistige Fitness

→ Über den Tag verteilt reichlich Bewegung und sportliche Aktivitäten (Fitness) sowie geistige Anstrengungen (Gehirnjogging)

Eventuelle Nahrungsergänzung

Chrom, Hydroxycitrat, konjugierte Linolsäure (CLA), Pyruvat, Yams, Yohimbe, Zimt, Zink

Literatur

Arbeitsgruppe Referenzwerte für die Nährstoffzufuhr: DACH-Referenzwerte für die Nährstoffzufuhr. Umschau/Braus Verlag. Frankfurt am Main 2000

Hans-Konrad Biesalski/Peter Grimm: Taschenatlas der Ernährung. Thieme Verlag. Stuttgart/New York 1999

Thomas Kreutzig: Kurzlehrbuch Biochemie. Urban & Fischer Verlag. München 2002

Willibald Pschyrembel: Pschyrembel Klinisches Wörterbuch. De Gruyter Verlag. Berlin 259., neu bearbeitete Auflage 2002

Edmund Schmidt: Leitfaden Mikronährstoffe. Urban & Fischer Verlag. München 2004

Bernhard Watzl/Claus Leitzmann: Bioaktive Substanzen in Lebensmitteln. Hippokrates Verlag. Stuttgart 1999

Die Autoren

Irina Baumbach
Die Ernährungswissenschaftlerin arbeitet bei der Gesellschaft für Ernährungsmedizin und Diätetik und hat sich für dieses Buch mit den aktuellen Studien zum Thema eingehend beschäftigt.

Gesellschaft für Ernährungsmedizin und Diätetik e.V.
Dipl. troph. Irina Baumbach
Mariahilfstraße 9, 52062 Aachen
baumbach@ernaehrungsmed.de
www.ernaehrungsmed.de

Sven-David Müller
Der aus Presse, Funk und Fernsehen bekannte Diätassistent und Diabetesberater berichtet aus seiner langjährigen Erfahrung im Abbau von Übergewicht (www.svendavid mueller.de).

Zentrum für Ernährungskommunikation
Sven-David Müller
Viktoriastraße 8, 52066 Aachen
info@svendavidmueller.de
www.svendavidmueller.de

Haftungsausschluss

Die Inhalte dieses Buches sind sorgfältig recherchiert und erarbeitet worden. Dennoch kann weder der Autor noch der Verlag für die Angaben in diesem Buch eine Haftung übernehmen.

Weltbild Buchverlag
Genehmigte Lizenzausgabe 2009 für Verlagsgruppe Weltbild GmbH, Steinerne Furt, 86167 Augsburg

Projektleitung: Gerald Fiebig
Umschlag: bürosüd°, München
Umschlagabbildung: mauritius images
Satz: Uhl + Massopust, Aalen
Druck und Bindung: CPI Moravia Books s.r.o., Pohorelice

Gedruckt auf chlorfrei gebleichtem Papier
Printed in the EU
ISBN 978-3-86800-187-8

2012 2011 2010
Die letzte Jahreszahl gibt die aktuelle Lizenzausgabe an.

Von A bis Z